TUJIE
ZULIAO
— JIANKANG SHOUCE —

图解 足疗

健康手册

汪永坚 孙志波◎编著

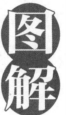

U0215206

浙江科学技术出版社

图书在版编目（CIP）数据

图解足疗健康手册 / 汪永坚，孙志波编著. —杭州：
浙江科学技术出版社，2015.5
　　ISBN 978-7-5341-6562-7

　　Ⅰ.①图… 　Ⅱ.①汪… ②孙… 　Ⅲ.①足—按摩疗法
（中医）—图解 　Ⅳ.①R244.1-64

中国版本图书馆CIP数据核字（2015）第061325号

书　　名	图解足疗健康手册		
编　　著	汪永坚　孙志波		

出版发行	浙江科学技术出版社		
	杭州市体育场路347号　邮政编码：310006		
	联系电话：0571-85176040		
	E-mail:zkpress@zkpress.com		
排　　版	北京明信弘德文化发展有限公司		
印　　刷	浙江新华数码印务有限公司		
经　　销	全国各地新华书店		

开　　本	710×1000　1/16	印　张	18
字　　数	210 000	插　页	1
版　　次	2015年5月第1版　2015年5月第1次印刷		
书　　号	ISBN 978-7-5341-6562-7	定　价	29.80元

责任编辑	刘　丹　王巧玲	责任印务	徐忠雷
责任校对	赵　艳	责任美编	金　晖

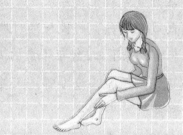

TUJIE ZULIAO JIANKANG
SHŎUCE

编者序

健康始于“足”下

现代生活中，我们身边许多人都把身体交给了健身房里的健身器材，将脸交给了昂贵的高级化妆品，将被病痛折磨的身体完全托付给了具有不少副作用的药物。殊不知，经年不愈的老毛病依旧不断复发，貌似柔嫩的皮肤依旧问题重重，没准哪一天健康的身体也会在不经意间突然拉响红色警报。

那么，有没有简单而便捷的养生方法呢？其实每个人身上都有土生土长的“灵丹妙药”。《五言真经》云：“竹从叶上枯，人从脚上老，天天千步走，药铺不用找。”可见，脚与人的健康密切相关。中医的经络学认为，连接人体五脏六腑的12条经脉中，有6条起止于脚，并与脚上的66个穴位相贯通，刺激足部的穴位与敏感区，通过经脉传至五脏六腑，引导气血，能达到调节阴阳平衡的作用。可以说脚部相当于内脏的调理专家、支持平台，我们可以把足疗称为“内脏按摩”，而泡脚按摩则是足疗的首要选择。

泡脚疗法是指在中医辨证施治的原则指导下，根据每个人自身情况选择适当的药物，水煎后取汁，放置于脚盆中，候温泡脚，通过药物对足底部穴位及经络的刺激作用，达到治疗疾病的一种方法。与之紧密关联的足部按摩则是指操作者运用一定的推拿按摩手段，或借助于适宜的推拿按摩工具，作用于人体膝关节以下尤其是

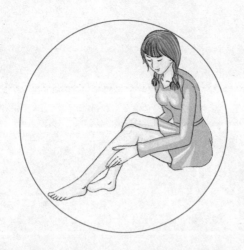

足部的病理反射区或经穴等部位，以起到调整阴阳、调和气血、扶正祛邪、疏经通络等作用，从而达到防病治病目的的一种绿色健康疗法。两者配合对于养生而言，不仅方法简便，疗效确切，且无痛苦，只要找对穴位，手法得当，几乎没有什么不良反应，多能手到病自除。正是基于泡脚按摩的实用性、便捷性和疗效的确切性，我们组织专家精心编写了这本《图解足疗健康手册》。

本书在诸多方面消除了人们对养生的困惑，深入浅出地介绍了泡脚按摩的基础知识、泡脚按摩的保健方法、常见病的泡脚按摩对症治疗方法以及如何利用泡脚按摩美容美体等，既具科学性，又具有实用性。

养生其实很简单，选一本《图解足疗健康手册》在手，然后针对自身体质状况，对症疗治，坚持贯彻，那么你将获得的不仅是泡脚按摩的养生知识，还有手到病自除的健康人生。

健康是每个人的第一财富，让我们的健康管理从脚部开始！

编　者

2012 年 5 月

目　录 ....

第三章　脚部有大药：常见病分科疗治 / 082

目
录

第一章

好好养育我们的"根"，泡脚按摩能强身

泡脚、按摩是我国传统医学的两种养生保健方法。早在几千年前，古人就很重视双足的锻炼和保养，并运用泡脚、按摩来防治疾病、强身健体。现代医学认为："足乃六经之根"，是人的"第二心脏"。而选择适当的药物，用水煎取汁液后浸泡双脚，然后再施以按摩疗法，即可通过药物的渗透作用和经络的刺激作用，来调节人体脏腑器官的生理机能，从而提高免疫系统功能，达到诊病、防病、治病、保健的目的。

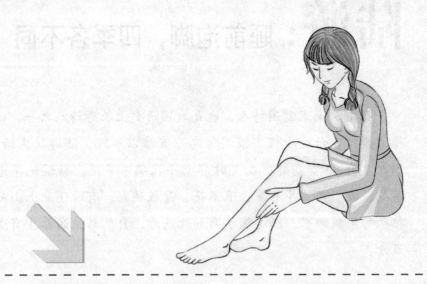

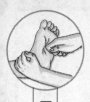
图解足疗健康手册

陆游：睡前泡脚，四季各不同

陆游，南宋爱国诗人，也是我国历史上长寿诗人之一。他一生屡遭排挤，仕途坎坷，报国大志一直难以实现。陆游虽生活困顿，但也享有85岁高龄，在当时那个年代确不多见。据说他年老时背不驼、腿不颤、耳不聋、眼不花、身板硬朗，有时还能上山砍柴并把砍的柴挑回家。陆游能享有如此高寿，自然与他的养生有道密不可分。

陆游临睡之前有泡脚的习惯，他曾对家人说："春天洗脚，升阳固脱；夏天洗脚，暑热可却；秋天洗脚，肺润肠濡；冬天洗脚，丹田湿灼。"陆游习惯晚上读书写作，所以经常到二更鼓尽才上床睡觉，但睡前必须泡脚。他认为泡脚是人生的一大快乐之事，曾在《洗脚诗》中写道："洗脚上床真一快，稚孙渐长解烧汤。"由此看来，陆游真是对泡脚喜爱有加。

现代医学研究认为，脚与人体健康息息相关。脚位于人躯体的末端，距离心肝较远，血液循环较慢，同时脚表面脂肪层很薄，保温能力较差，趾尖的温度比正常体温低。如果经常用热水浴脚，能刺激足部穴位，增强血脉运行，调理脏腑，疏通经络，增强新陈代谢，从而达到强身健体、祛除病邪的目的。

研究表明，脚与上呼吸道黏膜之间存在着密切的神经联系，脚掌受凉可反向地引起呼吸道黏膜内的毛细血管收缩，纤毛摆动减慢，从而导致机体的抗病能力明显减弱，积压各种病菌，病毒就会乘虚而入，并大量繁殖，使人伤风感冒或引起咽喉炎、气管炎等。热水泡脚，可较快地扩张人体呼吸道黏膜的毛细血管，加快血液循环，从而使其血液中的白细胞及时地消灭侵入人体的细菌和病毒，使人体免受感染。

脚是人体的"第二心脏"。睡前泡脚可以促进体内血液循环和淋巴循环，也会使全身感到轻松和愉快，还可促进睡眠，增强脏腑功能，达到防治诸病、延年益寿的功效。所以，我们在日常生活中不妨学学陆游诗人，将泡脚作为一种生活习惯、一种乐趣，这样不但放松了心情，还健康了身体，可谓是一举两得。"热水泡脚，胜似补药"，相信此话自有其道理。

春天洗脚，升阳固脱；夏天洗脚，
暑热可却；秋天洗脚，肺润肠濡；
冬天洗脚，丹田湿灼。

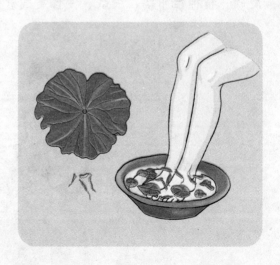

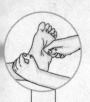

苏东坡：按摩脚心，祛病延年

宋代大文学家苏东坡数十年如一日，早晚搓摩足心，从不间断，直到晚年仍精神抖擞，老而不衰。的确，按摩脚掌心，可促进血液循环，刺激该处的神经末梢，祛病延年。

人的脚掌密布许多血管，经常按摩脚心，能活跃肾经内气，强壮身体，防止早衰，有利于健康长寿。老年人常按摩脚心，还能防止腿脚麻木、行动无力、脚心凉冷等现象。

按摩脚心时，还要多动脚趾。祖国医学认为，大脚趾是肝、肺两经的通路，多活动大脚趾，可疏肝健脾、增进食欲，对肝脾肿大也有辅助疗效。第四趾属胆经，常按摩可防便秘、肋骨痛。常按摩脚心、脚趾，对神经衰弱、顽固性膝踝关节麻木痉挛、肾虚、腰酸腿软、精神性阳痿、失眠、慢性支气管炎、周期性偏头痛及肾功能

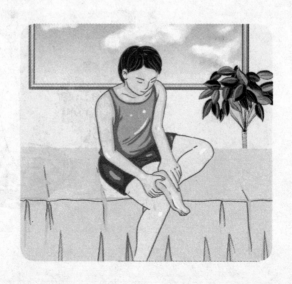

紊乱等都有一定的疗效或辅助治疗作用。

按摩手法要正确，否则达不到祛病健身的目的。每晚用热水洗脚后坐在床边，将一条腿屈膝抬起，放在另一条腿上，脚心歪向内侧，按摩左脚心时用右手，按摩右脚心时用左手，转圈按摩，直到局部发红发热为止。

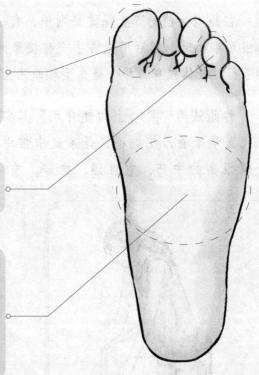

大脚趾是肝、肺两经的通路。多活动大脚趾，可疏肝健脾、增进食欲，对肝脾肿大也有辅助疗效。

第四趾属胆经，常按摩可防便秘、肋骨痛。

按摩脚心能活跃肾经内气，强壮身体，防止早衰，有利于健康长寿。老年人常按摩脚心，还能防止腿脚麻木、行动无力、脚心凉冷等现象。

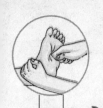

施今墨：花椒水泡脚，内病外治

被誉为"北京四大名医"之一的施今墨先生，是近现代中医学术发展史上的重要人物。他对心脑血管疾病、呼吸系统疾病、消化系统疾病、精神神经疾病、外感热病、男妇科疾病、糖尿病等都有较深入的研究。施先生享年89岁，在医林界是位长寿老人。

在施老生前的养生保健要则中，有一条就是他坚持每晚用花椒水浴足半小时，然后用左右手交替按摩涌泉穴100次。此方法可引热下行，壮体强身，施今墨先生称此法为"足心上的健身术"。

称此法为"足心上的健身术"其实是有一定科学道理的。从现代医学来看，花椒不仅是家庭中常用的作料，而且是一味药用价值很高的中药，它性温、味辛，有温中散寒、除湿止痛、杀

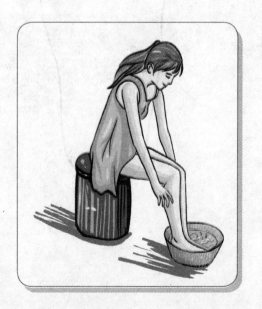

每晚用花椒水浴足半小时，然后用左右手交替按摩涌泉穴100次，可引热下行，壮体强身。

虫、解鱼腥毒的功效。用花椒煎汤泡脚，不仅能够消除疲劳、养生保健，而且可以预防流感，增强人体对流感及其他传染病的免疫能力。

而按摩涌泉穴可以改善机体循环、消化功能，强身壮体。涌泉穴是人体足底穴位，位于足前部凹陷处第2、3趾趾缝纹头端与足跟连线的前1/3处，为全身腧穴的最下部，乃肾经首穴。我国现存最早的医学著作《黄帝内经》中说："肾出于涌泉，涌泉者足心也。"意思是说：肾经之气犹如源泉之水，来源于足下，涌出灌溉周身四肢各处。所以，涌泉穴在人体养生、防病、治病、保健等各个方面显示出了它的重要作用。

由此可以看出，施老坚持用花椒水泡脚确实能起到内病外治的作用，再结合按摩的手法，就可以使全身经络疏通、血脉流畅，并调节人体机能，从而达到自我保健的效果。不过凡事莫过于急，劝君一句：贵在坚持才能有效。

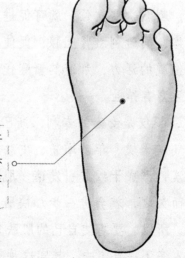

涌泉穴　是人体足底穴位，位于足前部凹陷处第2、3趾趾缝纹头端与足跟连线的前1/3处，为全身腧穴的最下部，乃肾经首穴。

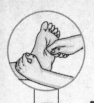

杨贵妃：泡脚造就美丽容颜

提到杨贵妃，相信大家都不陌生，她和西施、貂蝉、王昭君并列为我国古代"四大美女"。对她的美的描写，当然可以用尽国色天香、美若天仙、倾国倾城、绝代佳人、沉鱼落雁、闭月羞花等天下最华丽的辞藻。

杨贵妃之所以被称为"闭月羞花之貌"，除了她天生丽质以外，其实最主要的还是在于她日常的保养。据说，杨贵妃的主要美容方式之一就是洗脚加足部按摩，通过药液可刺激足部穴位，通过经络送达于"心"，最终起到安神、保健、美容等作用。

泡脚之所以能够美容，其原因在于双脚分布有60多个穴位与内外环境相通。如果能用含有有效药物成分的药液浴足，在适当的温度下，经过一定时间，渗入足部的毛孔，药物的有效成分作用于足部神经，刺激这些穴位，就可促进气血运行、调节内脏功能、疏通全身经络，同时刺激肾上腺，促使肾上腺分泌更多的激素，从而激发皮肤细胞的活力，加速其新陈代谢，减少色素沉着，使得肌肤白皙柔嫩且富有弹性。

美，不仅是女人的专利，渐已成为每个人的追求，但由于环境污染、气候干燥、年龄增长、皮肤衰老等因素，都会使肌肤变得粗糙、暗淡，形成干纹并引发诸多肌肤问题。若肌肤一直处于缺水状态，久而久之，就会进一步加快肌肤的粗糙和老化，甚至增添讨厌的皱纹。所以，要想使自己的肌肤光彩照人，就要找到美容的秘籍，要比别人多下一点工夫，其实这种努力也是非常简单的。

用刷子刺激脚底可使皮肤白皙，很简单，就是在洗澡的时候用刷子摩擦脚底。由于人体的一切内脏都与脚底相联系，所以通过刷子的刺激可促进体内激素的分泌，从而使皮肤变得白嫩。这里并不需要专业的刷子，只要是天然纤维制成的刷子即可，因为天然纤维制成的刷子比较柔软，不会损伤脚底。

除此之外，再给大家介绍一个光洁嫩肤的方法，就是让脚享受一下牛奶蜂蜜浴。方法是将50克苏打粉和50克盐放入脚盆中，再倒入150毫升牛奶与5匙蜂蜜混合后搅拌均匀，然后倒入已盛有40℃左右热水的脚盆中，这样就可以把脚放进去了，每天1次，每次浸泡20~30分钟。长期坚持就能起到美肤的效果。

另外，生活上要注意保证充足的睡眠，每天8杯水，多喝点汤粥如小米粥、薏苡仁粥；多吃含胶原蛋白类的食物如猪蹄、银耳等；少吃油腻的食物，切忌暴饮暴食。

美丽的女人像花朵，只有精心呵护才能绽放美丽的容颜，但方法一定要最天然、最有效、最持久，而泡脚按摩就是你理想的美容大法。

牛奶蜂蜜浴足：将50克苏打粉和50克盐放入脚盆中，再倒入150毫升牛奶与5匙蜂蜜混合后搅拌均匀，然后倒入已盛有40℃左右热水的脚盆中，这样就可以把脚放进去了，每天1次，每次浸泡20~30分钟。长期坚持就能起到美肤的效果。

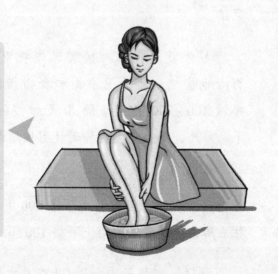

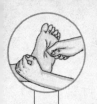

如皋老人：泡脚搓脚有一招

如皋是我国著名的长寿之乡，全市 145 万人口中，百岁老人高达 251 名，90 岁以上老人有 6300 多名，80 岁以上老人有 5 万多名。如皋市人均寿命 77 岁，比全国平均水平高 5 岁。

如皋老人如此长寿，是上天垂青还是如皋老人养生有方呢？如皋老人在饮食起居方面确有自己的一套。这里我们就介绍一下他们常用的一种养生保健法，那就是泡脚。泡脚大家似乎都会，但如皋老人却有自己的方法。

如皋老人泡脚时先用 40~50℃的温水泡一会儿，再加一些开水，使盆内的水温达到 60~70℃，水量以浸过踝关节为度。大约泡半小时后，全身有热乎乎的感觉，用手摸额头有汗感，说明已经达到效果了。

另外就是搓脚。搓脚时先将双手搓热，再搓脚心，直到把脚心也搓热；然后用中指和食指指端由脚心向脚趾方向做按摩，每次 100~200 下，每隔几天加按一次，最后可达到 500~1000 下。另外，如皋老人搓脚时还习惯用湿搓和酒搓。

湿搓：首先把脚泡到温水中，直到脚发红；然后左手握住左脚背前部，用右手沿脚心上下搓 100 下，搓到脚心发热；再用右手握住右脚，用左手沿脚心上下搓 100 下，同样搓到脚心发热。

酒搓：在杯子中倒入 20 克左右白酒，搓脚的时候，手蘸一点白酒，再按上述方法搓，酒搓干了再蘸一下，继续进行，两脚心各搓 100 下为宜。

如皋老人不喜欢用两个脚相互干搓，认为那样的效果不是很明显。如皋老人搓脚不受季节的限制，一年四季都坚持做，但是泡脚在冬天进行得比较多，赤足行走在比较温暖的季节进行得比较多。

搓脚时先将双手搓热，再搓脚心，直到把脚心也搓热；然后用中指和食指指端由脚心向脚趾方向做按摩，每次 100~200 下，每隔几天加按一次，最后可达到 500~1000 下。长期坚持有延年益寿之功效。

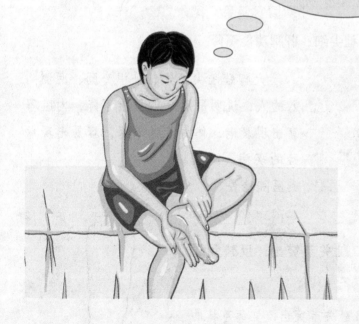

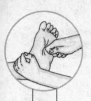
脚趾：五脚趾健康预测各不同

脚趾也会向你"诉说"健康的疾患或者潜在的危机，具体来说如下：

（1）大脚趾太大：提示神经系统出现异常

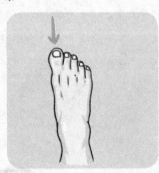

与其他脚趾相比，大脚趾过大而比例明显失调的人，容易患糖尿病、脑中风、神经痛、肝病等，比较急躁、任性。建议用足部按摩疗法改善体质。

（2）大脚趾趾尖细：肝脾功能下降

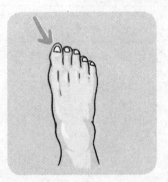

大脚趾趾尖纤细、趾甲变圆、两侧陷入的人，说明肝脾功能严重下降，内脏器官出现衰老，体力开始下降，容易出现危险的疾病。建议到医院检查。

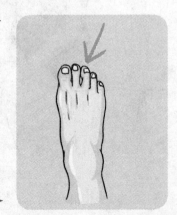

（3）第2、3趾关节突出：反映肠胃功能不好

脚部第2、3趾关节突出，呈葫芦状的

人，说明肠胃功能不好，体质柔弱无力。建议用足穴疗法改善体质。

（4）第4趾弯曲：谨防头、肩部疾病

脚部第4趾弯曲的人，性格易变，急躁，有神经质。这种人容易患头痛、肩酸、神经痛、胆结石、便秘等疾病，女性还容易患妇科疾病。建议用足部按摩治疗相关反射区，并预防上述疾病。

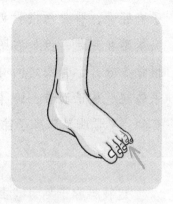

（5）小脚趾弯曲、僵硬：容易患肾病、妇科疾病

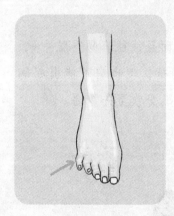

小脚趾弯曲且僵硬的人，比较任性、自私，容易患肾病、前列腺炎、中耳炎、白内障、子宫异常等疾病。建议用足部疗法治疗相关部位，并使小脚趾恢复正常状态。

（6）脚后跟有硬块：反映人体抵抗力下降

脚后跟中间有硬块的人，有可能是子宫、卵巢、前列腺等骨盆内内脏器官异常。脚后跟硬的人有可能肾上腺皮质激素分泌不平衡，身体抵抗力下降，需要注意。

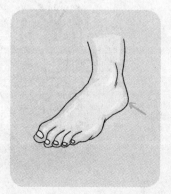

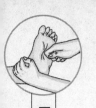

（7）脚脖子异常：反映人体肾、心脏虚弱

脚脖子有时也会反映身体异常。脚脖子有胫骨、腓骨两根骨头，一般这两根骨头紧贴在一起，但如右图所示，也有人两根骨头分开，骨头之间有缝隙，感觉脚脖子较粗。从正面看，脚脖子上面中间没有变细，感觉脚从脚脖子往下一直是伸直的。

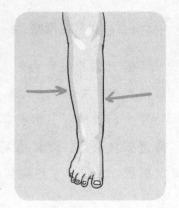

这种脚脖子称为"歪开"，有先天性的和后天性的两种。无论是哪一种，脚掌都是平脚板，跟腱旁边长有肥肉，脚后跟变硬，并出现行走困难、易摔倒、肥胖等症状。

如果是先天性的，不仅肾、心脏虚弱，而且往往容易得脑中风、风湿痛。如果是后天性的，虽然看起来很精神，但也有可能引起胸部等疾病，因此先认真旋转脚脖子，使脚后跟变软至关重要。

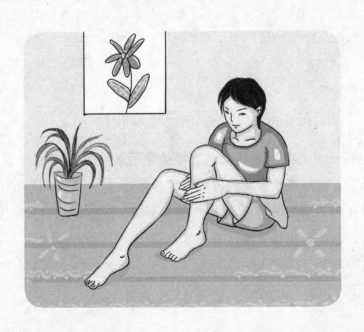

足型：足型不同，健康预测各异

人的足型看起来不太起眼，但研究起来，内容却广泛而深邃。通过足型，可以体察脏腑、气血、皮毛、肌肉、五官、筋骨、经络、精气等的变化，从而判断病因、病状、转归等信息。可以说，足型是观察人体健康状况的一面镜子，是人体外的一个"显示屏"，是生命信息的测试仪，是人体健康的"晴雨表"。

1. 正常足：身体健康，体力充沛

正常的足型为掌背曲线柔和丰满，足趾整齐，柔软有弹性，趾头圆润且光滑，趾甲光亮且甲下色红润，足弓正常且弧度匀美，足掌前部、外缘、跟部、掌垫规整且无异常增厚或软薄，趾间无足癣，掌、背无赘生物。

正常足型的人身体健康，体力充沛。

2. 实型足：脏腑机能正常，抗病能力强

实型足五趾向中间靠拢，大脚趾外倾弧度适当且紧并第2趾。足趾甲、足弓、掌垫等正常，亦无足癣和足部实质形状变化。

实型足的人身体各脏器机能正常，抗病能力强，不易为外邪侵袭而感染疾病，多见于轻体力劳动者。如果足部柔软、韧性好、活动灵活，则预示健康长寿。实型足的人若足趾小，关节僵硬，应防止心脑系统疾病变化。

3. 散型足：身体机能不旺盛，容易生病

散型足的五趾向外散开不能合，足部整体显瘦小。趾甲显泛白，透明度降低。足弹性不强，足弓下陷，掌垫扩大。

散型足的人身体机能不旺盛，容易生病，呼吸、循环、消化系统易发生病变，特别是容易感冒，体质虚弱。

4. 鼓型足：体质较差，易患慢性肾病

鼓型足大脚趾短窄，第2趾突出，各趾明显向心歪斜，足中部鼓宽，足呈钝梭形。趾甲不透明，甲下色不均匀。

鼓型足的人一般体质较差，常见于慢性肾病、泌尿生殖系统病变和神经系统病变。当然，因缠足、鞋小长期压迫足部也易致此种足病，应与病变区别。

5. 枯型足：不健康的足，应引起重视

枯型足皮肤干燥，无肉感，骨形突出，趾甲无华，甚至趾甲产生褶皱或重甲。

枯型足的人一般营养不易吸收，常有疲劳感，多见于脑力劳动过度或房事过度损伤肾精者。真精亏耗而又能及时补充者，如长期慢性病病人可见枯型足。枯型足是不健康的足型，应引起足够的重视。

6. 翘型足：常出现头晕、腰痛等疾病

翘型足的人大多大脚趾上翘，其余四趾向下扣，足背可见青色血管浮露。趾甲多厚而无华，甲下淡粉色，大脚趾下可有掌垫加厚。

翘型足也多见于脑力劳动者和性生活无度的人，常伴随症状发生，如头晕、腰痛、视疲劳、记忆力减退等，需结合其他表现确诊。

色泽：身体疾患，观脚可知

身体健康出现红灯，便会反映在脚部的色泽上，因此可以通过脚部的色泽看一个人患有什么疾病。我们把脚部色泽分为脚背的色泽和脚掌的色泽两种来判断，具体如下：

（1）从脚背的色泽辨健康

平时注意一下脚背的颜色，如果有什么异常，可要小心了，说不定是惹疾病上身了。

脚背出现青绿色：是血液循环不良，多表现为黏稠度高，酸度高，血管弹性差。

脚背出现黄咖啡色、紫红咖啡色：应及时去医院进一步检查，看看是否有恶性肿瘤。

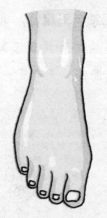

脚背出现出血点或淤斑：出现出血点或淤斑意义甚大，尤其出现在十个脚趾（即头和额窦反射区）以及心、肾、肝、腹腔神经丛等反射区，都对相应的器官有判断价值。出血点和淤斑颜色为暗红色，加压不消退，一般不高出皮肤（过敏性紫癜可高出皮肤），常见于出血性疾病或流行性脑膜炎。陈旧性出血点或淤斑呈青紫色或棕褐色。由颜色的不同可推测是目前发病还是过去发过病。中老年人足部淤血一般可能与血栓闭塞性脉管炎有关。查看额窦，如果呈玫瑰色或暗红色，可能为脑中风或脑栓塞的预兆。

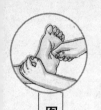
（2）从脚掌的色泽辨健康

一般情况下，苍白者虚寒证、血虚证居多；红赤者湿热证、炎症居多；黄色者湿证、脾病居多；黑色者为疼痛、淤血及肿瘤；青绿色者为中风先兆或手足拘挛病。

根据中医望诊理论，我们可以从下列色泽判断自己的健康状况。

脚掌青绿色属肝： 是血液循环不良的表现，临床表现为血黏稠度高，酸度高，血管弹性差。

脚掌色赤属心： 多为血虚体质，发热的时候也可出现。

脚掌色黄属脾： 多见于肝炎，湿热多见。

脚掌苍白属肺： 多见于肺气虚的病人。

脚掌色黑属肾： 多见于脉管炎。脚掌黑色，起初多为足趾发黑，即足趾的皮肤或深及肌肉发黑的症状，轻则深红色，重则紫黑色，破后成溃疡，干者无渗水，湿者渗出污血水，疼痛剧烈，奇臭难闻。

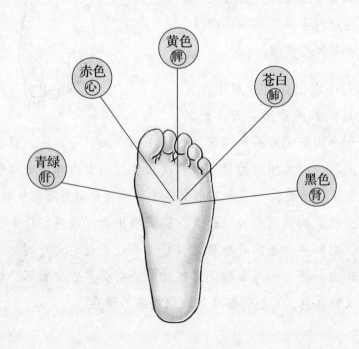

痛感：顺藤摸瓜，病痛无处藏身

疼痛判断疾病，这是根据足部反射区触诊按摩时产生痛感的强弱来判断某些器官或组织有异常的方法。在按摩双足时，有病变的脏器（或部位）的相应反射区对痛觉敏感度高于其他无病部位的反射区，根据这一特点可以找出有问题的器官。

具体来说，足部按摩时出现的疼痛可分为以下几种：

酸痛	一般是由于循环不畅引起的，反映在肌肉较多的反射区内（肌肉有萎缩现象），与心脏有直接的关系。
麻痛	一般是由神经系统障碍引起的，多反映在骨缝中的反射区内，引发神经炎、高热、高血脂等。
胀痛	常见体虚者，反映在内脏器官功能下降（邪热内侵）、水肿（气滞）等。
凉痛	个别人在足部按摩时双足发凉，并有向外排凉气的感觉，一般是由于风寒内侵引起的肌肉神经痛。
热痛	一般反映在对某些反射区按摩产生的感觉，可能某些相对应的器官有炎症。
跳痛	当按摩某反射区时，有些人会有跳痛感（即反跳感），这是一种痉挛现象，提示体内可能有感染的前兆，也可能是一种神经官能症的表现。
沉痛	这种痛表现出一种"沉重"的感觉，多为气滞血瘀。因为这种痛不像三叉神经、眼、耳等反射区那么敏感，而是体内"通路"受阻的感觉，可能与血管动脉硬化或内脏结石有关。

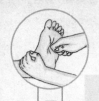

木 痛	这种痛与麻痛不同，有时是被按摩的反射区发木，有时按摩某反射区后其他反射区有发木的现象，这是神经传导的表现，说明体质紊乱、虚实混淆或有陈旧性病史的可能。
痒 痛	有一些反射区被按摩时有痒痛的现象，这种现象有两种原因，一种是按摩的渗透力不均匀所产生的，另一种是过敏体质，或排泄器官功能下降。

　　需要说明的是，同样是痛感，不同部位也有不同的疾患预测说明，比如脚跟附近为生殖器的反射区。因此，若脚跟疼痛就应考虑是否有生殖器的麻烦。

　　另外，有些胃下垂毛病，脚跟的内侧有类似茧或鸡眼时，也对生殖器有影响。若为女性则可能月经异常，男性则可能性能力异常或性欲变化等。脚跟负荷太重的现代人，已逐渐有性危机的倾向了。

　　脚跟部位同时也是与睡眠相关的反射区。失眠在目前已成为被紧张包围的现代人所苦恼的文明病之一，而且是试过各种治疗方法也无法根治的症状之一。

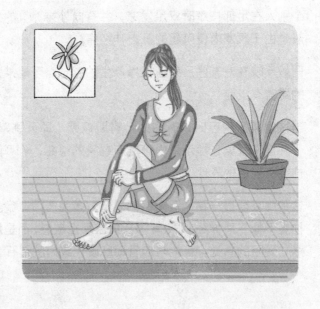

体感：异样感觉与疾病诊断

　　有少数病人的脚在按压时不觉疼痛，但有异样的感觉，这也是病理的反应，应仔细地检查足部，并结合望、闻、问、切等方法作出诊断，这就是足部按摩疗法的无痛诊断方法。在检查足部时，要注意下列几个方面：

 骨骼　观察骨骼的形状是否变形，如长期穿高跟鞋的女性，足跟部骨骼变形，往往伴有盆腔病变；鼻反射区凹陷的人可能有过敏症，鼻反射区凸出者则易产生炎症。某些脏器摘除的病人，其相应反射区内有凹陷。

 肌肉　足掌部肌肉过于松软，表示气虚阳衰；过于僵硬，表示气滞血瘀，功能障碍。

 温度　足掌冰冷，属于阳虚血凝、循环不畅；足心发烫，属于阴虚火旺。

 湿度　足的湿度可反映内分泌腺和肾的功能，尤以足趾之间更为明显。足趾间干裂角化，多见于血虚早衰的中年人；足趾间过于潮湿，多见于温热偏盛、内分泌失调的病人。

 韧带　韧带过于松弛，多见于肝肾亏损的人；过于强硬，多见于有寒湿痰瘀互凝的关节病变。

 颜色　在某反射区如发现有颜色变化或出现异常的蓝色、白色点状物，说明相对应的脏器可能有问题。大脑及额窦反射区呈暗紫色，提示脑血管有疾患，可能是中风的先兆。

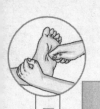

触感

按摩足部各反射区时，如触摸到皮下有异常结节，说明相对应的脏器可能有问题。例如：脊柱有损伤或病变时，在相对应的反射区内可能会摸到类似骨质增生的结节或条索状物；失眠病人，在其腹腔神经丛反射区也可触及米粒大小的硬结；子宫、卵巢有疾患时，其相对应的反射区可能会有水流动的感觉。

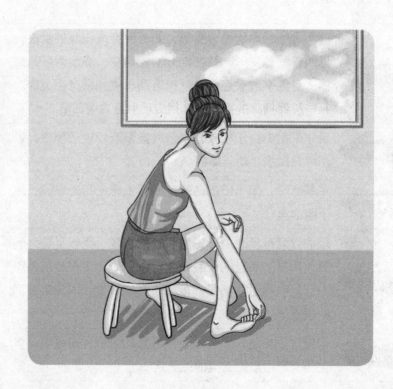

步态：步态异常与疾病预测

在日常生活中，人们对行走的步态并不重视，其实，观察步态也是中医诊病的一种方式，步态异常说明一些疾病正在吞噬着身体的健康。大家应该学会从步态上看出疾病的影子，尽早地发现疾病的信号。

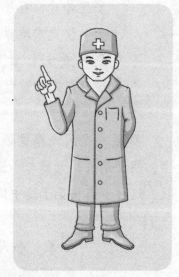

如果一个人走路像剪刀步，步行时两膝前后相互交叉，两腿也牵曳擦趾而行，该步态常为脑部疾患所致，是大脑性瘫痪或脊椎疾病引起的不全瘫痪的一种表现。

如果一个人走路像鸭步，即走路时身体左右摇摆，腹部前倾而躯干后仰，说明可能患有佝偻病、大骨节病、进行性肌营养不良或双侧先天性髋关节脱位等。

如果一个人走路像醉鬼，即走路时躯干重心不稳，步态紊乱，步伐不准确，这种人很有可能患有小脑疾患、酒精中毒或巴比妥中毒。

如果一个人走路时双目注视地面，步幅宽大，举足过高，踏地有声，自觉两脚落地如踩在棉花上，鞋子掉了也觉察不到，闭目或在黑暗中行走困难或不能行走，这多为脊椎疾病所致。

如果一个人走路像"外八字"步，即站立时两下肢轻度外旋，双足不能完全并拢，呈"外八字"，行走蹒跚，尤其快走或跑步时呈跳跃状，酷似舞台上那怪模样的"卓别林步态"，看上去很滑稽，此症状多由长期肌肉注射导致臀肌挛缩症引起。

如果一个人走路像偏瘫病人，即行走时病侧上肢屈曲，摆动消失，大腿与小腿均已伸直，脚向外甩呈画圆弧状，这种步态多见于脑中风后遗症。

如果一个人步行时病侧上肢屈伸，大腿与小腿均伸直，摆脱动作消失，患脚向外抛，呈画圆弧状，每步均不超越健肢落足点，常见于脑血栓、脑出血等中风病症。

其实，在我们的生活中还有很多典型的病症反映在体形上，像腰椎间盘突出症病人从后面看体形呈"S"形、坐骨神经痛病人呈跛行步、强直性脊柱炎病人出现驼背等。多观察多发现，处处留心皆学问。

误区一：手法越重就越管用

临床上，一部分人认为按摩手法越重就越舒服，也就越管用，其实这是一个误区。按摩主要是依靠对按摩手法、技巧的掌握进行辨证调理，而不是用蛮力去推、按，力度过大反而会对人体造成不好的影响，有可能引起局部损伤。有人由于力度过大被按摩后1~2天脚无法着地，一走路即痛，很明显已损及局部软组织，甚至骨膜。

由此看出，掌握按摩时的力度是尤其重要的事。整个按摩过程应始终贯彻"轻—重—轻"的施力原则，即按摩开始应用较轻的力度，做到有痛（微痛）为好，虽感到疼痛，但又感到疼得舒服，然后渐渐地增加力度，以被按摩者可以承受为度。按摩快要结束时，力度再逐渐减轻。施力过程中始终保持均匀、有力、柔软、深透以及轻而不浮，重而不滞，柔中带刚，刚中夹柔。

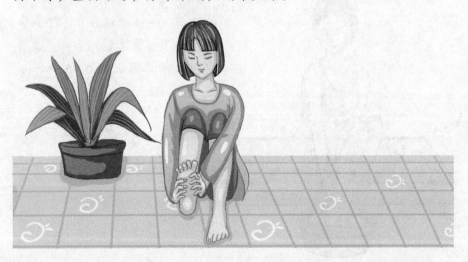

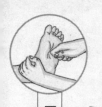

误区二：泡脚时间越长越好

足浴的时间并非越长越好！

　　每次足浴的时间一般以 30~45 分钟为宜，用于强身保健每次可在 30 分钟左右，用于治疗每次可在 45 分钟左右。如风寒感冒、寒性胃痛、虚寒咳喘、原发性高血压、慢性低血压、失眠症、寒性痛经、阳痿等病症，一般需足浴 45 分钟左右方能收效明显，并需与熏蒸相结合。此外，还需根据足浴者的身体健康状况、所患疾病情况、所处地域、性别、年龄、气候情况、气温高低、工作性质及足浴后的自我感受进行因人而异、因时而异、因地而异、因病而异的调整。如身体虚弱者，应控制在 30 分钟左右，儿童应控制在 20 分钟左右。每天足浴的次数：用于强身保健，每天泡脚 1 次即可；用于治疗，可每天安排 1~2 次。

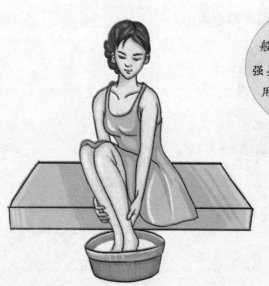

每次足浴的时间一般以 30~45 分钟为宜，用于强身保健每次可在 30 分钟左右，用于治疗每次可在 45 分钟左右。

误区三：没顺序怎么按都可以

此话没有一点科学道理！

人体是一个有机整体，各个脏器之间互有联系，某一器官发生疾病，往往会影响其他器官的功能而引起失常。所以足部按摩时，顺序尤为重要，尤其是对足部反射区的按摩更需注意，以使身体各器官保持最佳的协调状态。

如果处于紧急状况，需要立即缓解的，如偏头痛、牙痛、关节扭伤等，可直接按摩相对应的反射区。一般疾病的治疗和保健，应该按下列顺序进行：

（1）两侧足的顺序：先左脚，后右脚。因为人的心脏反射区处于左脚底，故先按摩左脚以了解病人的心脏功能，确定是否适合足部按摩。

（2）每侧足的总体顺序：先足底，然后足内侧到足外侧，接着是足背，小腿按摩放到最后。

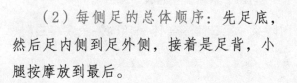

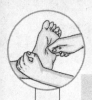

左足足底顺序	检查心脏→基本反射区（肾上腺→腹腔神经丛→肾脏→输尿管→膀胱→尿道）→大额窦→三叉神经→小脑→颈项→颈椎→鼻子→大脑→垂体→食管→甲状旁腺→甲状腺→小额窦→五点六面→眼睛→耳朵→斜方肌→肺、支气管→心脏→脾→胃→胰→十二指肠→小肠→横结肠→降结肠→乙状结肠、直肠→肛门→性腺→失眠点。
右足足底顺序	基本反射区（肾上腺→腹腔神经丛→肾脏→输尿管→膀胱→尿道）→大额窦→三叉神经→小脑→颈项→颈椎→鼻子→大脑→垂体→食管→甲状旁腺→甲状腺→小额窦→眼睛→耳朵→（聪耳明目）→斜方肌→肺、支气管→肝脏→胆→胃→胰→十二指肠→小肠→盲肠→回盲瓣→升结肠→横结肠→肛门→性腺→失眠点。
足内侧顺序	颈椎→胸椎→腰椎→骶骨→内尾骨→前列腺、子宫→内肋骨→腹股沟→下身淋巴结→髋关节→直肠、肛门→内侧坐骨神经。
足外侧顺序	肩关节→肘关节→膝关节→外尾骨→卵巢、睾丸→肩胛骨→外肋骨→上身淋巴结→髋关节→下腹部→外侧坐骨神经。
足背顺序	上颌→下颌→扁桃体→喉、气管→胸部淋巴结→内耳迷路→胸、乳房→内、外肋骨→上、下身淋巴结→解溪→基本反射区（肾上腺→腹腔神经丛→肾脏→输尿管→膀胱→尿道）。
小腿顺序	内、外膝眼→阳陵泉→足三里→丰隆→照海→太溪→三阴交→阴陵泉。

　　总体来说，足部按摩大致要按照这样的顺序，最终总结为四句话：先左后右，自上而下，先内后外，先足底后足背。

误区四：不治病也不会出问题

任何一种治疗方法都有它的适应证和禁忌证，泡脚按摩同样也不例外。足疗绝对不是包治百病的，只有对症下"手"，才不至于出太大的问题。为了避免不必要的医疗事故发生或延误病人的治疗时机，在此您有必要了解一下泡脚按摩的"适宜人群"和"禁忌人群"。

1. 适宜人群

足部按摩疗法适用范围广泛，凡内科、儿科、妇科、外科、皮肤科、眼科与耳鼻咽喉科等临床各科诸多疾病均可治疗，而且见效快、疗效好。

内科	感冒、头痛、支气管炎、神经衰弱、高血压、高脂血症、低血压、冠心病、胃溃疡、中风、肝炎、肾炎、糖尿病、风湿性关节炎、面瘫、肠炎、阳痿、遗精、甲状腺功能亢进症等。
妇科	月经不调、痛经、闭经、阴道炎、盆腔炎、宫颈炎、更年期综合征、不孕症等。
儿科	上呼吸道感染、脑瘫、多动症、肺炎、惊风、麻疹、腹泻、小儿厌食症、小儿夜啼、百日咳、小儿麻痹后遗症、遗尿等。
外科	颈椎病、腰椎间盘突出症、软组织损伤、乳腺炎、痔疮等。
皮肤科	湿疹、带状疱疹、荨麻疹、牛皮癣、神经性皮炎、黄褐斑、痤疮、脱发、皮肤瘙痒症、冻疮、湿脚气等。

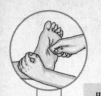

眼 科	结膜炎、白内障、青光眼、近视、远视、视疲劳等。

耳鼻咽喉科	耳鸣、耳聋、中耳炎、扁桃体炎、鼻炎、鼻窦炎、咽炎、喉炎、内耳眩晕及牙科的牙痛、口腔炎等。

2. 禁忌人群

以下人群禁止采用泡脚按摩：

（1）严重出血性疾病，如呕血、吐血、便血、尿血、咯血、脑出血、崩漏等各脏器出血等。

（2）妇女妊娠期应禁用，月经过多者应慎用。

（3）急性心肌梗死。

（4）严重的心、肝、肺、肾功能衰竭等。

（5）对患有活动性结核性疾病，如肺结核活动期及梅毒、脑血管病的昏迷期，以及长时间服用激素和极度疲劳者。

（6）某些急诊疾病，如急性腹膜炎、宫外孕等；某些传染性疾病，如流行性脑脊髓膜炎（简称流脑）、流行性乙型脑炎（简称乙脑）急性期等。

（7）一切危急重疾病。

泡脚按摩前的"五大注意"

足底按摩的效果跟对生活细节的把握紧密相关，那么，以足部按摩为切入点，需要做哪些细致的工作呢？归结起来主要有以下五个方面需要注意：

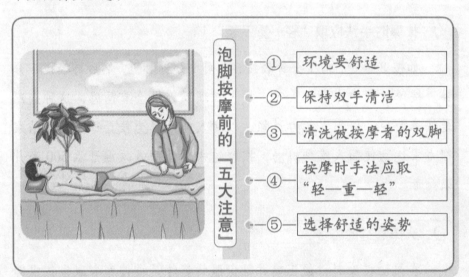

泡脚按摩前的「五大注意」

- ①—— 环境要舒适
- ②—— 保持双手清洁
- ③—— 清洗被按摩者的双脚
- ④—— 按摩时手法应取"轻—重—轻"
- ⑤—— 选择舒适的姿势

1. 环境要舒适

室内必须避风、避强光，保持室内空气清新、光线充足、干净整洁。轻松的音乐、舒适的椅子都会使人的心情舒畅。

2. 保持双手清洁

操作者应保持双手清洁，只有这样才不会因污垢造成细菌感染。

另外，指甲也不宜太长或太短，太长会刮伤对方，太短会在按摩时拉扯指甲肉造成不舒服。按摩时也可以涂上护手霜或乳液，为的是方便手指润滑和保护皮肤。在按摩时，还要保持手的温度，而且手上不能戴任何饰物。

3. 清洗被按摩者的双脚

长期接受足反射疗法或角质层较厚者，痛感迟钝，可在按摩前用温盐水浸泡半小时，痛敏感度会增强，并可软化角质层，治疗效果会有明显提高。

4. 按摩时手法应取"轻—重—轻"

如按 3 分钟，前 1 分钟轻按，中间 1 分钟加重，然后再轻按 1 分钟。按摩过程中力量加大时，病人病理反射区会有痛感，这种痛感是按摩效应，但不宜加力过强，以病人能忍受为佳。每次按摩结束都力求达到使病人感到口渴，按摩结束后让病人饮温开水 500 毫升以排毒。

5. 选择舒适的姿势

在接受按摩时，最正确并且舒服的姿势是被按摩者取坐位或仰卧位，全身尽量放松。被按摩的脚可放在操作者的膝盖上或方凳上，也可放在床边，以便能随时屈伸膝关节或翻动足掌，使操作者能清楚及正确地施术于足部反射区。而且脚不要高于臀部，若抬得过高，坐骨神经与血管会被压迫，不久双脚便会发麻或冰冷。操作者要取舒适的坐姿，按摩时的体位能自由转动，但不要歪身斜体，以免引起局部劳累酸痛；要灵活地运用手法，防止手指受伤。

按摩器具的选择有讲究

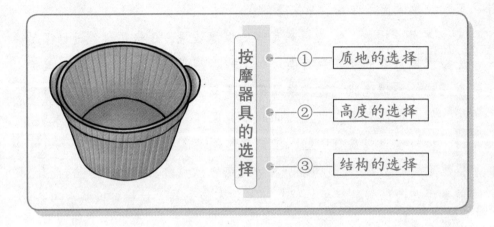

按摩器具的选择

- ① 质地的选择
- ② 高度的选择
- ③ 结构的选择

1. 质地的选择

足浴用的容器以木制盆为好，因木制盆散热较慢，有利于保温。假如去商场购买足浴盆的话，应该选择正规厂家生产、经国家有关部门认证的无毒无害的足浴盆。不论是哪一种足浴盆，总的要求是无害、安全、保温性能好。

2. 高度的选择

一般来说，足浴盆的高度最好能超过20厘米（没过踝关节），宽度则以能容纳双脚即可。假如足浴盆太矮，热水浸泡的位置就低，浸泡到的下肢皮肤面积也就相对较少，因此足浴的效果自然要差一些。需要提醒的是，足浴时坐的椅子不能太高，也不能太矮，应高低适中，以保证身体的姿势处于舒适状态为宜。

3. 结构的选择

目前，市面上销售的足浴盆的结构有简单的，也有复杂的。比如，仅通过电源来控制水温的足浴盆，其结构比较简单，功能是能自动控制水温并保持恒温，这样一来既可节约用水，又可避免因频繁添加热水而给使用者带来不便。

另外，有的厂家为提高足浴的保健效果，还给足浴盆设计了足底按摩器，有的还安装有固定频率的震荡器，结构相对复杂。其优点是能够一边泡脚一边按摩足部，既节省了时间，又增加了足浴盆的功能，让使用者在足浴的同时做到保健与享受同时兼顾，一举多得，价格也自然要贵一些。应该说这些足浴盆各有特点，每个人可根据自己的喜好、习惯和经济实力选购一款适合自己的足浴盆。此外，煎煮中药的汤锅最好是铁锅、沙锅或不锈钢锅，这样可以减少污染，防止有害物质侵入人体。

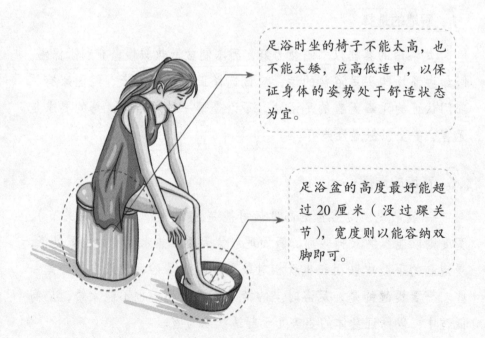

足浴时坐的椅子不能太高，也不能太矮，应高低适中，以保证身体的姿势处于舒适状态为宜。

足浴盆的高度最好能超过20厘米（没过踝关节），宽度则以能容纳双脚即可。

泡脚按摩 按时进行，因人而异

泡脚按摩是一个非常好的治病保健的方法，只要正确运用，可达到除病健身的目的，但用得太勤且不分季节、不分体质地随时应用，效果反而会适得其反。

张先生是足疗忠实的拥护者，他说是足疗把他从痛苦的深渊中解救出来，治好了他的高血压、糖尿病，还能让他天天保持平和、愉快的心情，于是他天天去做足疗，从没间断过。可是最近他有些不解和迷惑，不知道为什么老是浑身无力，有时候不想做任何事情。于是他找专家咨询了一下，得知居然是自己对足疗"不节制"惹的祸。

也许你会疑问，泡脚按摩不是可以治病吗？为什么每天坚持还会适得其反呢？这里，大家先看一个例子。火炉子堆很多的煤块，塞得很满，你说会怎么样？答案是火不容易烧得旺、烧得透。若你在炉子底下一捅，让其稍有一些空隙、松动，整个炉子的火就"腾"地一下燃了起来。但是炉子已经烧得很旺了，你还在反复地捅炉底，又会怎样？只能是大量消耗煤块，浪费能源，而且时间一长，架得太空了，炉子的火没了底气，燃烧的速度就会慢下来，还会有熄灭的危险。

其实，足部按摩就和捅炉底是一个道理。很多人在刚开始做的时候，感觉效果非常明显，就是因为它的确非常有效地疏通了经络。可时间一长，人反倒容易疲劳了，特别是在冬天这个贮存能量的季节，要是还在做足底按摩，还在不断"捅炉底"，大量消耗自身的能源，可想而知，身体就会越来越虚弱。

所以说，足部按摩一定要分时间、季节和体质正确地运用，冬季尽量不做或少做足部按摩。如果非要做，半个月一次就足够了。做足部按摩的同时，补血、补肾的食疗必须跟上。身体虚弱的人最好少做，如果要做的话，不要做全足按摩，只要针对身体出现的不适之处，选择一两个反射区，对症按摩就可以了，而且按摩的时间不要太长，几分钟就行了。

其实不同的病症也要分不同的按摩时间，找最佳的按摩时间，这样治疗的效果会更明显。

常见病症实施足部按摩的最佳时间

病　症	按摩最佳时间	说　明
高血压	9时，17时	高血压峰值前1小时
高血脂	14~18时	血脂峰值前1小时
糖尿病	9~10时	胰岛素分泌峰值时
胃酸过多	18时	胃酸分泌谷值前1小时
萎缩性胃炎	4~10时	胃酸分泌谷值前1小时
心肌梗死、脑梗死	6~9时	血黏滞度峰值前1小时
胆结石	7~8时	胆舒张峰值之后
肝病	19~20时	肝血流量开始增加时
肾上腺功能低下	7~8时	肾上腺功能峰值时
甲状腺功能减退	20时	促甲状腺激素分泌时
血小板减少	19~21时	血小板谷值开始之际
贫血	11时，19时	红细胞及网织红细胞活跃期

按摩中、按摩后的良性反应

在足部按摩一个疗程（5~10次）后，人体除得到相应的治疗保健作用外，还会出现一些特殊反应。临床经验证实，这些反应都属于正常的良性反应，不应因此中断足部按摩。

（1）睡眠增加：在按摩过程中人会感到疲倦，想睡觉；夜里睡眠加深、多梦等。此反应表示机体的生理功能正在进行自我调整，处于"保护性抑制"状态中。

（2）出汗增加：经按摩后足部出汗增加，有汗臭味。出汗增加有利于体内毒素和代谢产物的排出。足部出汗增加说明足部的血液循环已得到改善。

（3）排尿增多：足部按摩过程中，病人排尿增多，伴有奇臭，如将尿液放置一段时间后会出现沉淀物，这说明体内毒素和某些代谢产物得到排除。

（4）大便次数增加：足部按摩后，病人大便的次数和量明显增加，臭味也浓烈，排气加剧甚至治疗时就会由肛门排气。这说明按摩后病人的肠蠕动能力加强，对于消除腑气不畅所引起的病症大有帮助。

（5）鼻黏膜、眼、气管等的分泌物增多。

（6）女性出现白带，或白带的量和异味增加。

（7）感觉口渴，饮水量加大。

（8）严重的肝肾疾病病人经足部按摩后，在按摩初期，小便可能会变成黑色或红色。这是通阳泻毒、泌清排浊的现象，继续按摩下去会自然恢复正常。

（9）背痛病人经按摩后会感到背部更痛。但痛过几日后，疼痛会大减。这是按摩后血流加速、疏通经络时所产生的反应。

（10）静脉曲张按摩后，静脉会明显增粗。这是活血化瘀、推陈致新的效应，应坚持继续按摩，不要间断。

（11）有的病人经按摩后，足踝会肿胀，特别是有淋巴回流障碍的病人继续按摩下去，待体液畅通后，肿胀会自然消失。

（12）发热现象。这是由于按摩淋巴结反射区而引起的免疫反应，说明体内潜伏的病灶被激发，仍可继续按摩。

（13）反射区的压痛反应更加明显，或病变器官病灶加剧，继续按摩 3~5 日，症状会自行消除。

当然还要结合个人的身体情况去判断。打个比方，如果出现出汗过量甚至出虚汗、冷汗等情况，就要针对性地做检查，揪出潜藏在体内的健康隐患。

足疗养生 事半功倍的三个小窍门

要想泡脚按摩达到更好的保健养生作用，在这里可以告诉你三个小窍门，平时在泡脚的时候注意一下，就可以达到事半功倍的效果。它们分别是：

1. 泡脚后擦干

泡脚后一定要记得擦干脚上的水分，别让水分蒸发带走体内的热量。

在用毛巾擦脚的时候最好来回搓脚底，直到脚心发热为止，两脚交换进行，这样

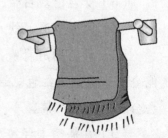

能强壮五脏六腑、补虚强身。

2. 按摩后喝水

在接受足部按摩治疗后的人，由于脚底的堆积物被按碎，血液会随着循环到达肾脏，然后到膀胱，如果不及时喝水，不及时排尿，这些被按碎的堆积物会滞留在肾或者膀胱，时间长了就会引起腰痛或膀胱炎，所以喝水与及时排尿能让按碎的堆积物排出，达到保健目的。

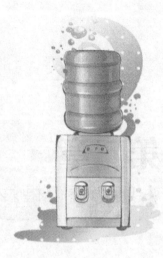

不过，按摩前或按摩后一定不要喝冰冷的水，否则会引起寒气在体内凝滞，从而影响气血的循环。

3. 使用吹风机

要想简简单单就暖和起来，可以用吹风机的热风，集中吹向足底，应离脚底远一点，靠得过紧容易烫伤。为了防止因吹风机吹得皮肤干燥，可以用毛巾包裹住脚，再吹热风。

上面几个小窍门虽然简单，但是功效可不小，能让泡脚的效果事半功倍，所以在泡脚的时候大家不妨都试试。

第二章

泡脚按摩保健疗法

预防疾病、保卫健康是我们一生都应该做的事。因为健康是人生的第一财富，尤其是现代人，保健观念越来越强，不仅希望在得病时有高效的治疗方法，更需要未得病时有有效的预防方法。泡脚按摩不仅可以治疗已经发生的疾病，还能防治亚健康。

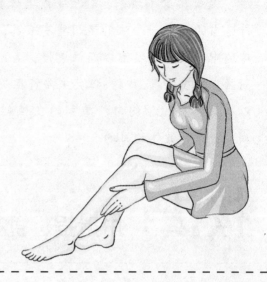

◉ 不可不知的"十大"按摩手法

◉ 足部按摩，保养脏腑给健康"加分"

◉ 中药浴足，泡出健康的足疗养生方

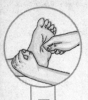
图解足疗健康手册

足部按摩手法是指利用手或身体其他部位，在被按摩者足部进行适当的按摩。手法的运用要有节奏，不可以太轻或太重，按压力度适中、柔和，不可以忽快忽慢，否则容易造成肌肉损伤。足部反射区常用手法有10种，但其主要特点是给按摩区域（穴位和反射区）以持久、有力、均匀、柔和的良性刺激，以达到阴阳平衡、补虚泻实、强身健体的目的。

按法：用拇指、食指的指端按压穴位

按法即用拇指、食指或中指的指端或指腹按压病人体表特定穴位以治疗疾病。一般来说，拇指按压的力量大于食指和中指，指端的力量又大于指腹。按压时手指固定于穴位上不动，着力向下加压，先轻后重。按压时间每穴数秒钟，以病人感到酸麻胀痛为好。按压法可分为单指法和双指法两种。单指法是用拇指或中指指端按压在穴位上，双指法是用两个手指同时按在两个穴位或某个反射区上。

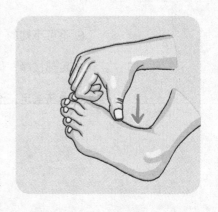

操作时，用力要平衡，由轻到重逐渐加力。当达到一定深度，病人有明显"痛、胀、酸、麻"得气感后，即将手指慢慢抬起，一个动作即告完成。

按摩时，切忌用暴力，或用力不均匀、时轻时重。

推法：用单指、多指或掌根推压穴位

推法即用单指、多指或掌根、大小鱼际部等着力于足部某一反射区行单向直线推压移动。一般多采用拇指的指腹推法。

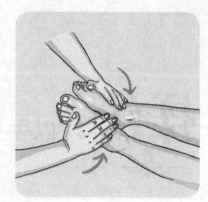

操作时，指腹紧贴体表，用力稳健，速度缓慢、均匀，应沿骨骼走向施行，且在同一层次上推动。此法适用于同一处方的几个反射区，且相距很近。

按摩时，推动用力要平衡、均匀、持久，由轻到重逐渐加力，直至能深达以出现得气感。切忌用力不匀、时轻时重，或用暴力。推移速度要缓慢，不可过快。

点法：用食指弯曲间关节点按穴位

点法是将食指弯曲，以第一指间关节顶点施力，拇指轻靠于食指末节，给食指以向上的力量，保持食指指骨同手掌、前臂、上臂成一条直线，以固定着力点，这样可以省力。

操作时，按压一次，提起一次，以解除压力。有些带状反射区，

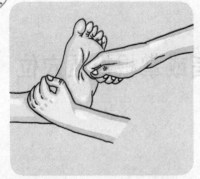

可先用力压下，待病人感到疼痛，然后慢慢移动，或定点点压，至反射区全面点毕为止。

按摩时，用力要均匀、持久、渗透，刺激量（即力度）以病人能耐受为度。此法适用于足底部、足内侧面、足外侧面和足背部的反射区。

揉法：以手指或掌根部揉按穴位

揉法是采用以手指（指揉法）、手掌大小鱼际或掌根部（掌揉法）、指关节顶点（点揉法）为力点的三种手法。以指揉法为例，将手指螺纹面吸定于反射区上，腕部放松，以肘部为支点，前臂做主动摆动，带动腕部和手指轻柔和缓地移动或旋转，将力通过手指而达到所揉部位。掌揉法、点揉法的操作同指揉法。

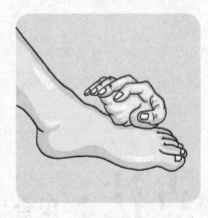

操作时，动作要连续，着力（力度）由小逐渐增大，再由大逐渐减小。

按摩时，用力要均匀、持续，轻柔地旋转回环，动作宜轻宜缓，并避免触打或跳跃。此法适用于反射区域较大的部位。

掐法：用指甲或其他指掐按穴位

在足部按摩中，掐法的刺激作用最强。掐法是用拇指指甲重掐穴位，将力量灌注于拇指端。掐前要取准穴位，为了避免刺破皮肤，可在重掐部位上覆盖一层薄布，掐后可轻揉局部以缓解疼痛。

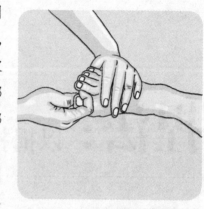

操作时，掐要逐渐用力，直至引起强烈反应后停止，一般为半分钟，最长不超过1分钟。此法适用于足趾、足趾结合部等狭小部位反射区。

按摩时，切忌用力过大，切忌划动。掐前操作者要修剪指甲。

擦法：用单指及掌根部擦按穴位

擦法是用单指及手掌大小鱼际或掌根部附着于足部，紧贴皮肤进行往复、快速的直线运动。

操作时，腕关节应自然伸直，前臂与手近似水平，指端可微微下按，以肩关节为支点，上臂主动带动指掌做往返直线移动；亦可视部位不同分别以腕部、指掌关节及指间关节为轴施行。着力不滞，迅速往复，以出现温热感为佳。

按摩时，用力要均匀、持久、渗透，刺激量（即力度）以病人能耐受为度。此法常用于开始治疗时或足底操作。

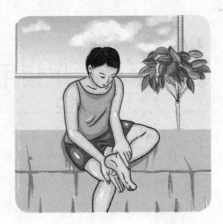

捏法：以拇指、食指捏按穴位

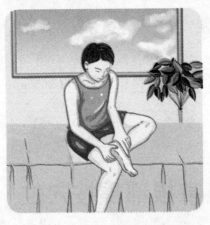

捏法是以拇指、食指分别在两个对应的反射区上捏揉，或者以拇指在一个反射区上点压而食指在另一面起固定作用。

操作时，手法强度可轻可重，应根据治疗需要而定。此法适用于相对的反射区。

按摩时，用力虽可轻可重，但要适中，要以有感应（得气）为宜，否则就无治疗作用而失去其意义。

摇法：就部分着力点做环转运动

摇法是一手握住病人足部踝关节上端，另一手握住脚趾，使脚趾与踝关节被动而均匀地做环转运动。

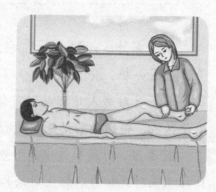

操作时，为防止损伤关节，一般为双手操作，一手固定，一手操作，以更好地达到操作方便、自如、安全、可靠的目的。

按摩时，切忌用暴力或用力不均匀、时轻时重。

搓法：用双手掌面搓压穴位

搓法即用双手掌面或掌指面夹住一定部位，相对用力做快速搓揉，同时上下移动。

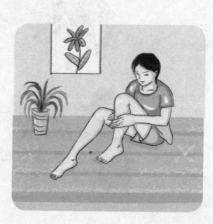

操作时，用力要适中、均匀，速度宜快。两手相对用力，来回搓揉。此法适用于坐骨神经反射区及足底、足背部。

按摩时，两手掌用力要一致，不可夹得过紧，切忌慢速紧搓。

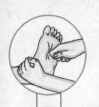

踩法：一压一松，交叉踩压穴位

病人俯卧，两腿伸直，足底朝上。操作者双足各踩病人一足底上，一压一松，交叉踩压，即踩法。操作者可利用自己的足跟、足底前部跖趾对病人足底施以节律性踩压。病人此法适用于足底部的广泛区域，特别是前足底、足心与足趾。

按摩时，力度要适中，不可将全身重量全部作用于病人足底部，而应该视情况加力。踩压时间也不宜过长。

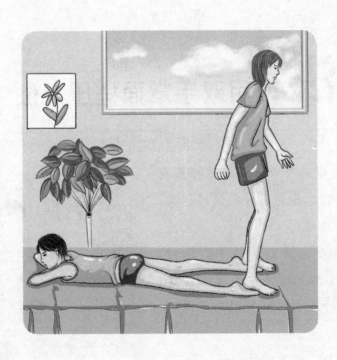

养脾胃：按隐白、公孙等穴健脾胃

脾胃是人的"后天之本"，人要生存靠的就是食物，而脾胃就是负责食物的消化吸收，保证水谷精微也就是营养物质对机体的营养和濡润。脾胃功能一旦失常，机体运转就会失灵，随后也会引起一连串的不良反应，所以一定要好好保护我们的脾胃。

其实，脚上有三个穴位能很好地保养我们的脾胃，它们分别是隐白穴、公孙穴、三阴交穴。揉按这三个穴位有一定的方法，空闲时可以照着下面的方法做。

1. 隐白穴

隐白穴位于大脚趾内侧趾甲角旁约 0.1 寸。

方法是用左手拇指按压右足隐白穴，左旋按压 15 次，右旋按压 15 次；然后用右手拇指按压左足隐白穴，左旋按压 15 次，右旋按压 15 次。

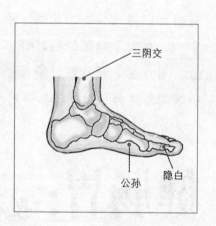

2. 公孙穴

公孙穴位于第 1 跖骨基底部的前下缘，赤白肉际处。

方法是用左手拇指按压右足公孙穴，左旋按压 15 次，右旋按

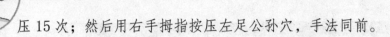
压15次；然后用右手拇指按压左足公孙穴，手法同前。

3. 三阴交穴

　　三阴交穴位于内踝上3寸，胫骨后缘处。叩击三阴交穴可减轻或消除胃溃疡的脾胃虚弱、胸腹胀满、夜眠不安等症。方法是以足内侧击之。

　　另外，叩击足三里穴和三阴交穴时，还可用手脚并击的方法。用右脚叩击左腿足三里穴后，立即转至右侧做向外后方踢毽子的动作，同时右手在身侧后方击右腿的足三里穴。左腿同法进行。叩击三阴交穴的同时做脚内侧踢毽子的动作，以对侧手击三阴交穴。实践证明，这种方法对防治胃溃疡效果明显。

　　另外，搓胃、揉腹对脾胃也有很大的好处。通过搓胃、揉腹，既可调理脾胃、通和气血、培补神元，又可通和上下、分理阴阳、去旧生新、清脾化痰。搓胃时，人坐在床上，五指并拢，先用右手手掌从右胸直搓至左大腿沟，再用左手手掌从左胸直搓至右大腿沟。揉腹时，病人仰卧，双膝弯曲，两手掌相叠，置于腹部，以肚脐为中心，在中下腹部沿顺时针方向按摩约5分钟，以腹部有温热感为宜。用力宜先轻后重，然后扩大范围按摩全腹部约2分钟。长期坚持按摩胃腹部，脾胃病会得到很大改善。

健肠胃：按足三里穴健肠胃壮身体

　　在膝盖下面有一个调肠胃、抗衰老的穴位——足三里穴。当我们把腿屈曲时，可以看到在膝关节外侧有一块高出皮肤的小骨头，其外侧凹陷处就是外膝眼，从外膝眼直下四横指处就是足三里穴。

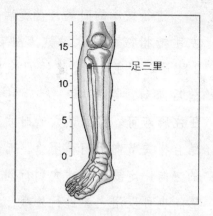

中医认为足三里穴是胃经的合穴，所谓合穴就是全身经脉流注会合的穴位。全身气血不和或阳气虚衰引起的病症，尤其是胃经气血不和，敲打足三里穴都能够进行调整。它可以治疗胃痛、呕吐、腹胀、肠鸣、泄泻、便秘等胃肠道消化不良的病症。经常按摩足三里穴，还能防病健身、抗衰延年，且对各种常见的老年病有很好的防治效果。在车上、工间休息的时候，不妨经常按摩足三里穴，持之以恒，定有裨益。

具体方法是：用拇指或中指在足三里穴做按压动作，每次5~10分钟，注意每次按压要使足三里穴有针刺一样酸胀、发热的感觉。

护肝脏: 太冲穴是护肝 "良药"

太冲穴，肝经原穴，位于人体足背侧，当第1跖骨间隙的后方凹陷处。该穴是护肝的要穴，所以有"消气穴"之称。之所以如此，是因为人在生气后按此穴有消气作用，可缓解人因生气引起的一些疾病。如果一些人特别容易生气动怒，就要多按摩此穴，以此来平息上升过度的肝气。泻太冲，补太溪、复溜可治肝阳上亢之眩晕。

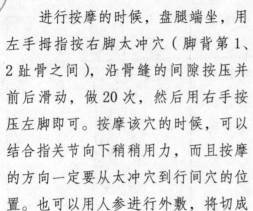

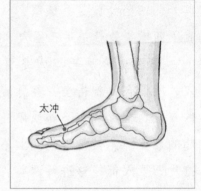

太冲

进行按摩的时候，盘腿端坐，用左手拇指按右脚太冲穴（脚背第1、2趾骨之间），沿骨缝的间隙按压并前后滑动，做20次，然后用右手按压左脚即可。按摩该穴的时候，可以结合指关节向下稍稍用力，而且按摩的方向一定要从太冲穴到行间穴的位置。也可以用人参进行外敷，将切成片的人参放在该穴位上，然后用医用纱布固定，能在上班的同时让肝得到保养。

太冲穴是护肝最好的"良药"，能在头昏脑涨时降压缓解，能在有气无力时补足气血，能在怒发冲冠时泻火入眠，能在身体虚寒时增加温度，能在月经不调时调理周到。总之，它就像肝经上的命门，每天多揉几次，一次揉约2分钟，就有很好的疗效。

健肝操：三穴鼎立，"肝气"自然足

有个问题让很多老百姓都搞不明白，就是为什么严寒冬天没见几个人得病，而到了春暖花开的季节人们反而容易得病呢？事实上，这里涉及两个方面：一是很多时候疾病实际上在冬天就埋下了祸根；二是春天万物复苏，都在生长，得病只不过是一种病症的外表而已。此时我们身体的肝气（阳气）最足，肝火最旺，身体阳气一旦充足，就会自动冲击潜藏了一冬的病灶。所以，春季人最容易患偏头痛、口苦、肩膀酸痛、乳房及两胁胀痛、臀部及大腿外侧疼痛等，这些都是肝经造成的后果。

1. 大敦穴

大敦穴位于大脚趾（靠第2趾一侧）甲根边缘约2毫米处。取穴时可采用正坐或仰卧的姿势，大脚趾是一般所说"肝经"的起始处，肝经由此到生殖器、肝脏、脑、眼等。所以，如果利用好大敦穴，就会使人头脑清晰、眼睛明亮。除此之外，大敦穴自

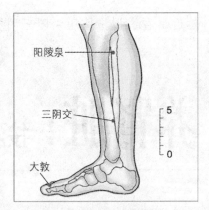

古以来亦被视为镇静及恢复神志的要穴。此穴为人体足厥阴肝经上的主要穴位之一，还能缓解因为肝郁所致的焦躁情绪等。揉压时，盘腿端坐，赤脚，用左手拇指按压右脚大敦穴，左旋按压15次，右旋按压15次；然后用右手拇指按压左脚大敦穴，强压7~8秒钟，再慢慢吐气，每日就寝前重复10次左右即可。

2. 阳陵泉穴

阳陵泉穴位于小腿外侧，腓骨头前下方凹陷中。该穴是足少阳胆经经穴，还是特定穴"八会穴"中的"筋会"，即全身筋的总汇之处。中医认为，肝主筋，这里的筋就是西医所说的韧带、筋膜等。所以，用此穴来养肝护肝，同时治疗有关筋骨的毛病会有较好的效果。此穴主治疾病为：膝盖疼痛、眩晕、腰腿痛等。

3. 三阴交穴

三阴交穴是足三阴经（足太阴脾经、足少阴肾经、足厥阴肝经）

的交会穴。其位置在小腿内侧，当足内踝尖上 3 寸，胫骨内侧缘后方；正坐屈膝成直角取穴。对三阴交穴要采取揉的方式，盘腿端坐，用左手拇指按压右腿三阴交穴，左旋按压 15 次，右旋按压 15 次；然后用右手拇指按压左腿三阴交穴，手法同前。

养肾脏：按涌泉、太溪穴使肾气十足

中医认为，肾是人的先天之本，是封藏精气的根本，为精所居，其充养在骨，因此具有藏精主水、主骨生髓之功能。所以，肾气充盈，则精力充沛，筋骨强健，步履轻快，神思敏捷；肾气亏损，则阳气虚弱，腰膝酸软，易生风寒。肾的养生保健是保证身体健康、保持青春活力以及延缓衰老最重要的方法，所以我们一定要好好保护我们的肾。养肾可以按摩脚部两个穴位：

1. 涌泉穴

中医认为，涌泉穴直通肾经，脚心的涌泉穴是浊气下降的地方。经常按摩涌泉穴，可益精补肾，强身保健，防止早衰，并能疏肝明目，促进睡眠，对肾亏引起的眩晕、失眠、耳鸣、咯血、鼻塞、头痛等有一定的疗效。涌泉穴是肾经上的第一大穴位，找的时候捂住脚趾，把余下的脚掌分为三部分，涌泉穴就在上 1/3 处那个窝的位置。涌泉穴是个源头，把气血

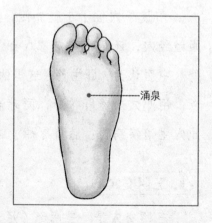

涌泉

引到脚上，实际上就是引到涌泉穴上去，使人不容易衰老。如果每天按涌泉穴时感觉到很痛，这个穴位就适合每天都按摩，补肾是一辈子的"工程"，一定要坚持。但有的人按了之后，不但不痛，反而没有感觉，穴位还按下一个坑，这就是典型的肾气不足型，那么就别按了，按了也不管用，还白白消耗肾气。这时需要先做跪膝、金鸡独立等动作，把气血引下来，再刺激涌泉穴才能收到很好的效果。

具体方法是：用左手拇指按压右脚涌泉穴，左旋按压 30 次，右旋按压 30 次；然后用右手拇指按压左脚涌泉穴，手法同前。

2. 太溪穴

按摩太溪穴可以治疗月经不调、肾炎、膀胱炎等病症。它处于脚内踝高点与跟腱之间凹陷中。这个穴位也是养肾的"大功臣"。

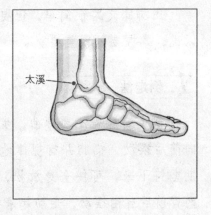

具体方法是：用左手拇指按压右脚太溪穴，左旋按压 20 次，右旋按压 20 次；然后用右手拇指按压左脚太溪穴，手法同前。

除此之外，养肾还要保持精神愉悦，心情舒畅，要多吃养肾的食物。中医认为肾主黑色，黑色食物一般含有丰富的微量元素和维生素，比如我们平时吃的"黑五类"，包括黑米、黑芝麻、黑枣、核桃、黑豆，个个都是养肾的好手。

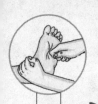

健肾：学习三种脚跟走路法

中医经络学说认为，脚底是各经络起止的汇聚处，脚背、脚底、脚趾间汇集了很多穴位。经常进行足部按摩，使诸多穴位受到不同程度的热力刺激，可以帮助人体内环境得到调节与平衡，提高免疫功能，达到调理脏腑、舒筋活络的功效。而脚跟为"精气之根"，人体衰老的主要原因就是肾虚气衰，如果常用脚跟走路就能刺激肾经的穴位，并能达到健身的目的。

用脚跟走路很简单，但要达到非常好的效果可不那么容易，所以说，掌握要领很重要。

1. 倒走法

倒走时膝盖不要弯曲，步子应均匀而缓慢，双手握拳，轻轻地向前后摆动，挺胸并有规律地呼吸。每天坚持倒走200~400步，长期坚持下来，可使全身放松，身体直立，胸部挺起，膝关节不曲，两臂前后自由摆动，走动起来有骨骼圆润、全身轻松如松绑的快感。倒走可刺激不常活动的肌肉，促进血液循环，平衡机体，对防治脑萎缩、腿痛等都有疗效。

另外值得注意的是，倒走在室内、室外皆可进行，但人多车多的地方、低洼不平的路上则不宜行走，以免摔倒，尤其是老年人更要注意。

2. 下楼梯锻炼法

身体自然直立，头要端正，上体稍前倾，臀部微翘，两脚成平夹角90°外展，左右脚依次迈步。由于这种锻炼方法力度较大，所以只适合中青年人。但如果老年人身体好，手脚灵便，也可进行下楼梯锻炼，但必须注意安全，有家人在旁陪练则更好。

3. 脚跟走路与脚尖走路相结合锻炼法

脚跟与脚尖交替走路法既能调节情趣，又能提高锻炼效果，久而久之就能达到强身健体、延年益寿的目的。

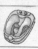
抗衰老，中药浴足助返老还童

在中华几千年的养生文化中，长寿一直是人们所追求的。为了长生不老，有多少人孜孜以求，遍寻仙方。但是事实证明，人是不可能长生不老的，所有的生命都有其最终的寿限。中医文化认为"尽终其天年"就是养生的最高境界。那么多大岁数才能称为"天年"呢？《黄帝内经》说："上古之人，春秋皆度百岁乃自然界的运行规律来推演人的一生。"而中药浴足作为中医养生文化的一个重要组成部分，对于延年益寿起到了重要作用。下面介绍一些益寿延年的泡脚疗法，希望人人都能找到长寿之乐。

方 1 银杏叶水

【配方】银杏叶 100 克，槐花、菊花各 35 克，丹参 22 克。

【用法】将上药加清水适量，浸泡 20 分钟，煎数沸，取药液与 1500 毫升开水同入脚盆中，趁热熏蒸，待温度适宜时泡洗双脚。每天 2 次，每次 40 分钟，15 天为一疗程。

【功效】软化血管，降低血脂，防治衰老。适用于冠状动脉粥样硬化、高脂血症、高血压等多种病症。

方 2 五子地黄水

【配方】覆盆子、菟丝子、熟地黄各 30 克，车前子、五味子各 18 克，枸杞子 15 克。

【用法】将上药加清水 2000 毫升，煎至水剩 1500 毫升时，澄出药液，倒入脚盆中，先熏蒸，待温度适宜时泡洗双脚。每晚临睡前泡洗 1 次，每次 40 分钟，20 天为一疗程。

【功效】滋补肝肾，改善性功能，防治衰老。适用于性功能减退

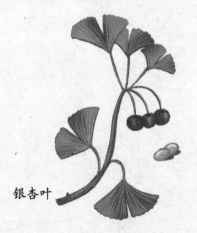

银杏叶

及年老体弱者等。

方③ 黄精水

【配方】黄精100克。

【用法】将上药加清水适量，煎煮30分钟，去渣取汁，取1杯代茶频服，余下药液与2000毫升开水一起倒入脚盆中，先熏蒸，待

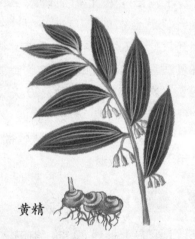

黄精

温度适宜时泡洗双脚。每天1次，每次熏泡40分钟，10天为一疗程。

【功效】推迟衰老，健身延寿。适用于少气无力、行动迟缓、精神倦怠、中气不足的老年人。

方④ 首乌菊花水

【配方】制首乌20克，白菊花15克，生地黄10克，当归、枸杞子各5克。

【用法】将上药加清水适量，煎煮30分钟，去渣取汁，与2000毫升开水一起倒入脚盆中，先熏蒸，待温度适宜时泡洗双脚。每天早、晚各1次，每次熏泡40分钟。

【功效】养肝明目，乌发延寿。适用于眼目昏花、头发早白、早衰等症。

促性欲，中药浴足享"性"福生活

性欲是男女两性正常的生理活动，和谐的性生活能给人带来心旷神怡的舒适感觉。可是"性"福往往没有我们预料的那么好，使得一些男女由于情志抑郁、肝气不舒等原因而导致了性欲低下。那么，有没有一种方法可以促进性欲呢？答案是肯定的。你只要每天晚上抽些时间，从下面选择一个适合自己的泡脚疗方，持之以恒，必能享受"性"福生活。

方① 香附合欢皮水

【配方】香附、合欢皮、苏罗子、路路通各15克，广郁金、焦白术、炒乌药、陈皮、炒枳壳各5克。

【用法】将上药加清水适量，煎煮30分钟，去渣取汁，与2000毫升开水一起倒入脚盆中，先熏蒸，待温度适宜时泡洗双脚。每天1次，每次熏泡40分钟，10天为一疗程。

【功效】疏肝解郁。适用于情志抑郁、肝气不舒所致的性欲低下症。

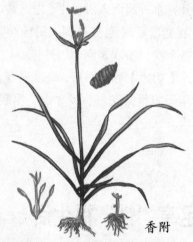

香附

方② 急性子葱白水

【配方】急性子、葱白、延胡索、麦冬各10克，乌药20克。

【用法】将上药加清水适量，煎煮30分钟，去渣取汁，与2000毫升开水一起倒入脚盆中，先熏蒸，待温度适宜时泡洗双脚。每天早、晚各1次，每次熏泡40分钟，10天为一疗程。

【功效】温中通阳。适用于性欲低下症。

方③ 二子红茶水

【配方】韭菜子50克，菟丝子25克，红茶3克。

【用法】将上药加清水2000毫升，煎至水剩1500毫升时，澄出药液，倒入脚盆中，先熏蒸，待温度适宜时泡洗双脚。每晚临睡前泡洗1次，每次40分钟，20天为一疗程。

【功效】温肾助阳，促进性欲。适用于性功能减退。

方④ 杜仲锁阳水

【配方】杜仲30克，锁阳20克，桑寄生15克，枸杞子、桂枝

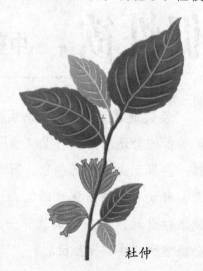

杜仲

各 10 克。

【用法】将上药加清水适量，浸泡 20 分钟，煎数沸，取药液与 1500 毫升开水同入脚盆中，趁热熏蒸，待温度适宜时泡洗双脚。每天 2 次，每次 40 分钟，15 天为一疗程。

【功效】温补肾阳，填充精血。适用于性欲低下症。

方 ⑤ 当归白芍水

【配方】当归、白芍各 15 克，蜈蚣 2 只，甘草 10 克。

【用法】将上药加清水适量，煎煮 30 分钟，去渣取汁，与 2000 毫升开水一起倒入脚盆中，先熏蒸，待温度适宜时泡洗双脚。每天早、晚各 1 次，每次熏泡 40 分钟，10

天为一疗程。

【功效】培补气血，疏肝通络。适用于性欲低下症。

方 ⑥ 二仙巴戟天水

【配方】淫羊藿（仙灵脾）50 克，仙茅、巴戟天各 35 克，精盐 10 克。

【用法】将上药中的前 3 味加清水适量，煎煮 30 分钟，去渣取汁，与 2000 毫升开水一起倒入脚盆中，纳入精盐，先熏蒸，待温度适宜时泡洗双脚，每天 1 次，每次熏泡 40 分钟，10 天为一疗程。

【功效】温补肾阳，促进性欲。适用于性功能减退。

调抑郁，中药浴足除心灵尘埃

　　当人们遇到家庭纠纷或升学、就业、婚姻等方面的困难以及身体不佳、疾病缠身等不愉快的事情时，便会感到心气不顺、情绪低落、少言寡欢。长期抑郁是一种亚健康状态的表现，如果不及时纠正，会导致抑郁症及其他身心疾病。亚健康状态的情绪抑郁反应是对某种不愉快事情的反应，如果无缘无故地抑郁，则可能是抑郁症。抑郁症则应在医生指导下进行药物治疗。而对于亚健康状态的抑郁，除了心理调节外，配合中药浴足，常有事半功倍之效。

方 ① 石菖蒲女贞子水

【配方】石菖蒲、女贞子、旱莲草、白芍各13克，酸枣仁18克，白术、川芎、玫瑰花各9克。

【用法】将上药加清水适量，浸泡20分钟，煎数沸，取药液与1500毫升开水同入脚盆中，趁热熏蒸，待温度适宜时泡洗双脚。每天2次，每次40分钟，15天为一疗程。

【功效】疏肝解郁。适用于心烦意乱、情绪抑郁等。

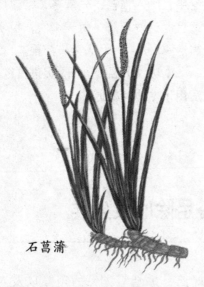

石菖蒲

方 ② 青皮柴胡水

【配方】青皮、柴胡各60克，枳壳20克。

【用法】将上药加清水适量，煎煮30分钟，去渣取汁，与2000毫升开水一起倒入脚盆中，先熏蒸，待温度适宜时泡洗双脚。每天1次，

每次熏泡40分钟，10天为一疗程。

【功效】理气通络，疏肝解郁。适用于情绪抑郁、两胁胀痛等。

方 ③ 二芍柴胡水

【配方】赤芍、白芍、柴胡、生地黄、茯苓各18克，当归15克，苍术、甘草各10克。

【用法】将上药加清水适量，煎煮30分钟，去渣取汁，与2000毫升开水一起倒入脚盆中，先熏蒸，待温度适宜时泡洗双脚。每天1次，每次熏泡40分钟，10天为一疗程。

【功效】疏肝解郁，健脾和营。适用于情绪抑郁、两胁胀痛等。

方 ④ 地榆三皮水

【配方】地榆、五加皮、合欢皮、柴胡各22克，丹皮、延胡索各18

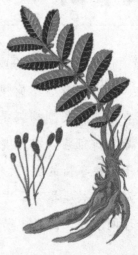

地榆

克，当归、杜仲、远志各9克。

【用法】将上药加清水适量，煎煮30分钟，去渣取汁，与2000毫升开水一起倒入脚盆中，先熏蒸，待温度适宜时泡洗双脚。每天早、晚各1次，每次熏泡40分钟，10天为一疗程。

【功效】疏肝解郁。适用于情绪抑郁、心烦意乱、失眠多梦等症。

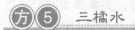 方5 三橘水

【配方】橘皮100克，橘核50

克，橘络8克。

【用法】将上药加清水适量，浸泡20分钟，煎数沸，取药液与1500毫升开水同入脚盆中，趁热熏蒸，待温度适宜时泡洗双脚。每天2次，每次40分钟，15天为一疗程。

【功效】理气通络，疏肝解郁。适用于情绪抑郁、胸胁胀满等症。

美容颜，中药浴足可成就美丽

天使容貌、魔鬼身材是每个女人的向往。然而，事实上大多数人的肌肤并不是从小就白皙可人，许多人的身材也不是天生就是黄金分割尺寸。试看那些艳光四射的美女明星们有几个是真正天生丽质的？明星们的美丽很大程度上得益于正确的保养和美容方法，以及坚持不懈的保养毅力。正确的保养方法和适合自己的保养品对于延缓肌肤老化绝对功不可没。也许短时间内你看不出保养与未保养之间的差别，但随着时间的推移，三年、五年、十年，你就能亲身感受到保养所带来的美丽奇迹！

下面我们就介绍一些取材方便、制作简单、价格低廉、副作用小、疗效好的泡脚方法，这些泡脚方法在中医学理论指导下得

到了进一步的发展，既可美容瘦身，又可保健养生。爱美的女性朋友们，就从现在开始珍爱自己的肌肤和身体吧，每天抽出半小时来泡泡脚，真正的青春与美丽都会属于你！

方 ① 当归龙眼水

【配方】当归 35 克，龙眼肉 20 克。

【用法】将以上两味加清水适量，煎煮 30 分钟，去渣取汁，与 2000 毫升开水一起倒入盆中，先熏蒸擦洗面部，待温度适宜时泡洗双脚。每天早、晚各 1 次，每次熏泡 40 分钟。

【功效】养血益颜。适用于黑色素沉着、皮肤老化等。

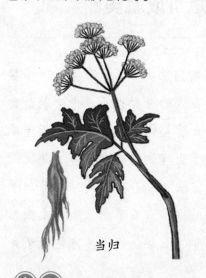

当归

方 ② 橘皮瓜子水

【配方】橘皮、白瓜子各 45

克，桃花 60 克。

【用法】将上药加清水 2000 毫升，煎至水剩 1500 毫升时，澄出药液，取 1 杯饭后内服，余下药液倒入盆中，先熏蒸面部，待温度适宜时泡洗双脚。每晚临睡前泡洗 1 次，每次 40 分钟，20 天为一疗程。

【功效】祛瘀活血，白嫩皮肤。

方 ③ 白芍红花水

【配方】白芍、红花、香附、党参、白术、生地黄、当归各 10 克，北沙参 15 克，茯苓、川芎、广木香各 6 克。

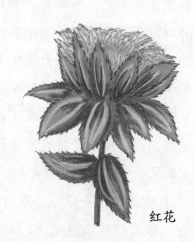

红花

【用法】将上药加清水适量，煎煮30分钟，去渣取汁，取1杯内服，余下药液与2000毫升开水一起倒入盆中，先熏蒸擦洗面部，待温度适宜时泡洗双脚。每天3次，每次熏泡40分钟，20天为一疗程。

【功效】养血美容，祛面部雀斑。

方④ 当归山楂水

【配方】当归、山楂各16克，白鲜皮、白蒺藜各12克。

【用法】将上药加清水适量，煎煮30分钟，去渣取汁，取1杯代茶频饮，余下药液与2000毫升开水一起倒入盆中，先熏蒸擦洗面部，待温度适宜时泡洗双脚。每天早、晚各1次，每次熏泡40分钟，10天为一疗程。

【功效】补血疏肝，散郁祛瘀。适用于面部黄褐斑，尤其适合产后或服用避孕药而使面部长黄褐斑的女性使用。

方⑤ 丝瓜络茯苓水

【配方】丝瓜络、白茯苓、白僵蚕、白菊花各10克，珍珠母20克，玫瑰花（鲜品）2朵，大枣10枚。

【用法】将上药加清水适量，浸泡20分钟，煎数沸，取药液1杯温服，余下药液与1500毫升开水同入盆中，趁热熏蒸擦洗面部，待温度适宜时泡洗双脚。每天2次，每次40分钟，15天为一疗程。

【功效】养肝健脾，润颜消斑。适用于面部蝴蝶斑。

高智商，中药浴足助健脑益智

现代人都讲求生命质量。如果你有难言的烦躁，如果你有记忆力减退、反应迟钝等症，就请和足部按摩手牵手吧！因为足乃六经之根，足与内脏有密切的关系。泡脚可以健脑益智，有良好的保健作用。

方① 四味首乌水

【配方】制首乌35克，夜交藤、熟地黄各30克，刺五加25克。

【用法】将上药加清水2000毫升，煎至水剩1500毫升时，澄出药液，倒入脚盆中，先熏蒸，待温度适宜时泡洗双脚。每晚临睡前泡洗1次，每次40分钟，20天为一疗程。

【功效】健脑益智，安神通窍。适用于记忆力减退、反应迟钝等症。

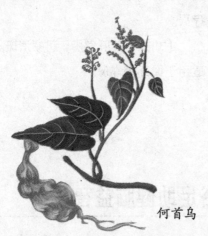

何首乌

方② 黑豆枸杞水

【配方】黑豆100克，枸杞子20克，小红枣20枚。

【用法】将上药加清水适量，煎煮30分钟，去渣取汁，与2000毫升开水一起倒入脚盆中，先熏蒸，待温度适宜时泡洗双脚。每天1次，每次熏泡40分钟，10天为一疗程。

【功效】滋养肝肾，补益心脾。适用于记忆力减退兼见视力下降、神疲乏力等症。

方③ 丹参山药水

【配方】丹参、山药各50克，远志、五味子各25克。

【用法】将上药加清水适量，煎煮30分钟，去渣取汁，与2000毫升开水一起倒入脚盆中，先熏蒸，待温度适宜时泡洗双脚。每天早、晚各1次，每次熏泡40分钟，20天为一疗程。

【功效】健脑益智，安神通窍。适用于记忆力减退。

方④ 枸杞酸枣仁水

【配方】枸杞子、酸枣仁各

50 克。

【用法】将上药加清水 2000 毫升，煎至水剩 1500 毫升时，澄出药液，倒入脚盆中，先熏蒸，待温度适宜时泡洗双脚。每晚临睡前泡洗 1 次，每次 40 分钟，20 天为

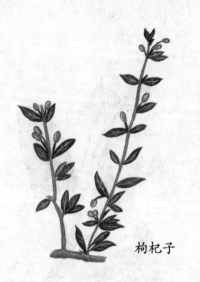

枸杞子

一疗程。

【功效】健脑明目，补养肝肾。适用于记忆力减退、失眠神疲等症。

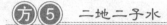

方⑤ 二地二子水

【配方】地骨皮 25 克，熟地黄、五味子、菟丝子、远志各 22 克，川芎、石菖蒲各 16 克。

【用法】将上药加清水适量，浸泡 20 分钟，煎数沸，取药液与 1500 毫升开水同入脚盆中，趁热熏蒸，待温度适宜时泡洗双脚。每天 2 次，每次 40 分钟，15 天为一疗程。

【功效】健脑益智，安神定志。适用于健忘、心悸失眠等症。

去紧张，中药浴足防恐过伤肾

恐惧是一种危险的情绪状态，如果一个人长期处于这样的情志体验之中，"恐伤肾"，就会出现肾气不固的情况。也就是说，如果一个人恐惧过度，则会消耗肾气，使精气下陷不能上升，气机升降失调。对于女性而言，大多会对性生活出现一种例行公事的敷衍甚至排斥的状态；而对于男性而言，则可能出现遗精或者阳

痿的情况。无论男女在面对这种状态的时候，都必须从恐惧中走出来，否则自尊心长期受到伤害，会在精神上出现一种"变性"的情况，女人名副其实地变得"无欲则刚"；而男人则会失去阳刚之气，变得唯唯诺诺。泡脚可以缓解你的"紧张"情绪，让你平和地面对生活。

方① 小麦茯苓水

【配方】小麦50克，茯苓15克，知母13克，甘草10克，大枣20枚。

【用法】将上药加清水适量，浸泡20分钟，煎数沸，取药液与1500毫升开水同入脚盆中，趁热熏蒸，待温度适宜时泡洗双脚。每天2次，每次30分钟。

【功效】养心安神。适用于心神不安、精神恍惚等症。

方② 丹参麦冬水

【配方】丹参、麦冬各22克，远志、玄参、全当归、五味子各13克，白茯苓15克。

【用法】将上药加清水2000毫升，煎至水剩1500毫升时，澄出药液，倒入脚盆中，先熏蒸，待温度适宜时泡洗双脚。每晚临睡前泡洗1次，每次40分钟。

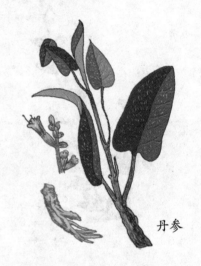

丹参

【功效】补心安神，滋阴养血。适用于心神不安、多梦易醒等症。

方③ 夜交藤龙骨水

【配方】夜交藤20克，龙骨、酸枣仁、五味子、石菖蒲各15克，百合、合欢皮各12克，远志、栀子仁各8克，珍珠母、牡蛎各6克。

【用法】将上药加清水适量，煎煮30分钟，去渣取汁，与2000

毫升开水一起倒入脚盆中，先熏蒸，待温度适宜时泡洗双脚。每天1次，每次40分钟。

【功效】镇静安眠，清心除烦，养心安神。适用于心神不安、失眠多梦、烦躁心悸等症。

方④ 黄百解大枣水

【配方】黄百解50克，回心草15克，大枣20克。

【用法】将上药加清水2000毫升，煎至水剩1500毫升时，澄出药液，倒入脚盆中，先熏蒸，待温度适宜时泡洗双脚。每晚临睡前泡洗1次，每次40分钟。

【功效】适用于心慌、失眠等症。

防劳累，中药浴足可消除疲劳

现代人生活节奏加快、就业压力加大，每天忙碌地工作，常常弄得头昏脑涨、精疲力竭；一些人熬夜加班，回家后就往沙发上一躺，累得连饭都懒得吃，这些都是疲劳的表现。而泡脚对躯体性疲劳、脑力性疲劳、心理（精神）性疲劳均有良好的消除作用。

方① 玉竹二黄水

【配方】玉竹、黄芪、黄精、枇杷子、党参各16克，白术13克，红花12克。

【用法】将上药加清水适量，煎煮30分钟，去渣取汁，与2000毫升开水一起倒入脚盆中，先熏蒸，待温度适宜时泡洗双脚。每天早、晚各1次，每次40分钟。

【功效】补气健脾，和血益

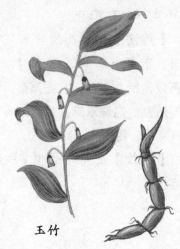

玉竹

肾。适用于四肢乏力、精神疲惫等症。

方②　茯苓黄精水

【配方】茯苓、黄精、玉竹各15克，神曲20克，当归、生地黄、白芍各10克。

【用法】将上药加清水适量，浸泡20分钟，煎数沸，取药液与1500毫升开水同入脚盆中，趁热熏蒸，待温度适宜时泡洗双脚。每天2次，每次40分钟。

【功效】补气健脾。适用于倦怠无力、食欲不振等症。

方③　川芎人参叶水

【配方】川芎、人参叶各35克。

【用法】将上药加清水2000毫升，煎至水剩1500毫升时，澄出药液，倒入脚盆中，先熏蒸，待温度适宜时泡洗双脚。每晚临睡前泡洗1次，每次40分钟。

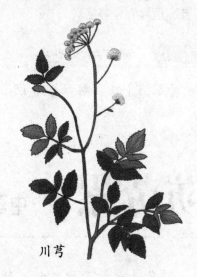

川芎

【功效】活血益气。适用于各种疲劳症。

方④　刺五加水

【配方】刺五加50克。

【用法】将上药加清水适量，煎煮30分钟，去渣取汁，取一半药液代茶频饮，余下药液与2000毫升开水一起倒入脚盆中，先熏蒸，待温度适宜时泡洗双脚。每天1次，每次40分钟。

【功效】安心神，抗疲劳。

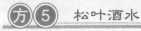

方⑤ 松叶酒水

【配方】松叶100克，竹叶50克，蜂蜜60克，白酒1000毫升。

【用法】将松叶、竹叶洗净，切碎晾干，与蜂蜜同入白酒中，搅拌均匀，加盖密封浸泡30天即可。每天取20毫升内服；另取50毫升倒入脚盆中，冲入开水700毫升，趁热熏蒸，待温度适宜时泡洗双脚。每天1次，每次30分钟。

【功效】消除疲劳，提神醒脑。

第三章

脚部有大药：常见病分科疗治

　　人吃五谷，孰能无病？感冒、咳嗽、哮喘、头痛、失眠、痔疮、颈椎病、肩周炎、痛经、盆腔炎等等，这些常见病不知困扰着多少人。在"看病难，看病贵"的今天，不知有多少人为这些疾病已支付并继续支付着大量金钱，可收到的效果却不尽如人意。那么，请不要再犹豫，赶快踏上这趟泡脚按摩的健康快车吧！它会让你少花钱、不吃药，轻轻松松就把疾患"泡"掉，并且不留任何后遗症。

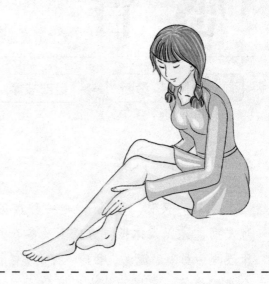

◉ 内　科

感冒　咳嗽　哮喘　头痛　失眠　眩晕　贫血

便秘　慢性胃炎　高血压　低血压　高脂血症

糖尿病　肥胖症　肾炎　神经衰弱　三叉神经痛

◉ 外　科

痔疮　颈椎病　肩周炎　风湿性关节炎

痤疮　腰痛

◉ 妇　科

痛经　盆腔炎　闭经　月经不调　产后缺乳

妊娠呕吐　不孕症　更年期综合征

◉ 男　科

阳痿　早泄　遗精　前列腺炎

◉ 五官科

近视眼　慢性鼻炎　慢性咽炎　耳鸣　牙痛

口疮　中耳炎

◉ 儿　科

小儿遗尿　小儿腹泻　小儿厌食

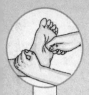

图解足疗健康手册

感 冒

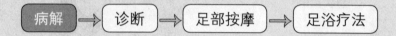

病解 → 诊断 → 足部按摩 → 足浴疗法

【病解】

感冒，又称"伤风"，是一种常见的外感性疾病，一年四季均可发病，尤以人体抵抗力低下及冬春两季气候骤变时发病较多。临床表现为鼻塞、流涕、咽痛、打喷嚏、怕冷，继发头痛、发热、咳嗽、全身酸痛等。感冒因外感病邪的不同，有风寒和风热之分。而足浴疗法和足部按摩对感冒均有很好的效果。

【诊断】

风寒感冒是因风吹受凉而引起的感冒，秋冬季节发生较多。其症状主要表现为浑身酸痛、鼻塞流涕、咳嗽有痰、脉浮紧或浮缓、发热等。

风热感冒是由风热之邪犯表、肺气失和所致。其症状表现为发热重、微恶风、头胀痛、有汗、咽喉红肿疼痛、咳嗽、痰黏或黄、鼻塞涕黄、口渴喜饮、舌尖边红、苔薄白微黄等。

【足部按摩】

（1）穴位按摩

有效穴位：金门、申脉、足通谷、京骨、公孙、隐白、厉兑、八风等。

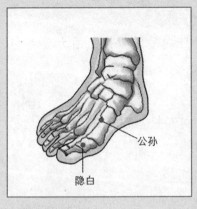

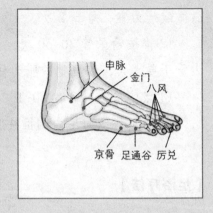

按摩方法：

①捏揉金门、申脉各30~50次，力度以酸痛为宜。

②按揉京骨、足通谷、八风、公孙各30次，力度稍重。

③掐按隐白、厉兑各30~50次，力度以胀痛为宜。

（2）反射区按摩

有效反射区：肾上腺、肾、输尿管、膀胱、鼻、肺、支气管等。

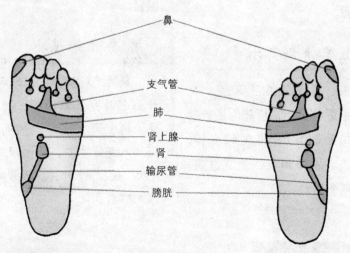

按摩方法：

①依次点按肾、肾上腺各50~100次，向足跟方向点按，以

微微酸痛为宜，每日2次。

②推按输尿管30~50次，由足趾向足跟推按，用力要均匀，力量不要太大，以自觉酸胀为佳。

③点按膀胱、鼻各50~100次。

④由足外侧向足内侧推按肺、支气管各50~100次。

【足浴疗法】

 大葱生姜水

大葱、生姜各适量。将上药择净，大葱切段，生姜切片，放入药罐中，加清水适量，浸泡5~10分钟后，水煎取汁，放入脚盆中，候温泡脚。每天2~3次，每次40分钟，3天为一疗程。发汗解表。适用于风寒感冒。

 银花连翘薄荷水

银花、薄荷各30克，连翘50克。将以上3味药入锅加水适量，煎煮20分钟，与开水同入脚盆中，先熏蒸，后泡洗双脚。每天熏泡1~2次，每次30分钟，3天为一个疗程。辛凉解表，清热解毒。主治风热型感冒。

 生姜蒲公英水

生姜、鲜蒲公英各50克。将上药加水适量煎汤，待药温适宜时泡脚。每天2~3次，每次40分钟，连续3天。发汗解表，散寒退热。适用于风寒感冒。

 桑叶菊花水

桑叶30克，菊花15克，独活、升麻各6克，黑山栀、薄荷各10克。将上药水煎沸2分钟，去渣取液，入洗脚水中，温泡双脚。每天2次，每次40分钟。疏散风热。治风热感冒。

食疗保健 ▶

葱白粥：连须葱白5~10根（每根寸许，切细），粳米50克。先用粳米煮粥，粥熟后加入葱白再煮片刻，趁热顿服，温覆取汗。发汗解表，散寒通阳。适用于年老体虚风寒感冒者，常人风寒感冒服之亦佳。

姜糖饮：生姜 15 克（切片），红糖 30 克。水 1 碗，加入生姜，煮沸 2 分钟，再入红糖煮 1 分钟，即可趁热饮用。饮后盖被取汗。辛散发汗，解表散寒。本方是民间治疗风寒感冒的习用方。方中生姜辛温发表散寒；红糖甘温缓急调味，可防生姜辛温发散之力太过。生姜还具有良好的止呕作用，因此用于风寒感冒兼恶心呕吐者效佳。

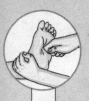

咳 嗽

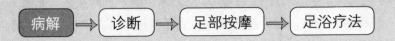

病解 → 诊断 → 足部按摩 → 足浴疗法

【病解】

咳嗽是肺系疾患的主要症候之一，包括现代医学上的呼吸道感染、急慢性支气管炎、支气管扩张、各种肺炎等。中医认为，本病多由外邪侵袭、肺气失宣所致，也可由于脏腑功能失调，累及肺脏，肺气失其肃降而发生。

【诊断】

咳嗽分为外感咳嗽与内伤咳嗽两大类。由风寒燥热等外邪侵犯肺系引起的咳嗽为外感咳嗽。外感咳嗽有寒热之分，其特征是：发病急，病程短，常常并发感冒。因脏腑功能失调，内邪伤肺，致肺失肃降，引发咳嗽，为内伤咳嗽。内伤咳嗽的特征是：病情缓，病程长，因五脏功能失常引起。

【足部按摩】

（1）穴位按摩

有效穴位：涌泉、解溪、然谷、太溪等。

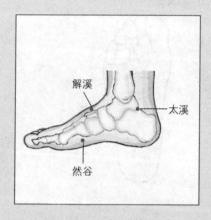
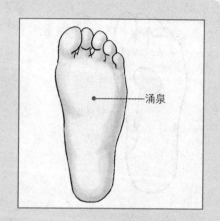

按摩方法：单指扣拳，点按涌泉、解溪、然谷、太溪各50~100次，力度适中。

（2）反射区按摩

有效反射区：肾上腺、肾、输尿管、膀胱、甲状旁腺、喉及气管、肺及支气管、上身淋巴结、扁桃腺、脾等。

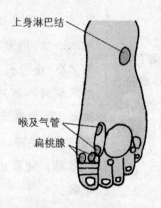

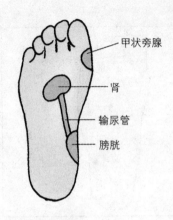

甲状旁腺

肾

输尿管

膀胱

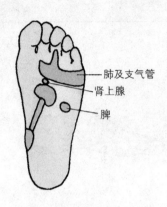

肺及支气管

肾上腺

脾

按摩方法：

①肾上腺、肾、输尿管、膀胱、甲状旁腺每个区各按 10~30 次。

②喉及气管、肺及支气管、上身淋巴结、扁桃腺、脾每个区各按 50~100 次。

【足浴疗法】

 荞麦桔梗水

金荞麦 60 克，桔梗、薄荷各 25 克。将上药入锅加水 2000 毫升，煎煮 20 分钟，去渣取汁，倒入脚盆中，先熏蒸，后泡洗双脚，每天熏泡 1 次，每次 40 分钟，5 天为一疗程。疏风清热，化痰止咳。主治风热咳嗽。

 半夏细辛水

姜半夏、麻黄各 30 克，细辛

20 克，冰片 2 克。将前 3 味药入锅加水适量，煎煮 20 分钟，去渣取汁，与 2000 毫升开水同入脚盆中，再加入碾碎的冰片粉，搅匀即成，先熏蒸，后温洗双脚。每天熏泡 2 次，每次 30 分钟，5 天为一疗程。疏风散寒，化痰止咳。主治外感风寒咳嗽。

 苏辛麻桂水

苏叶、细辛、麻黄、桂枝各 15

克。将诸药放入药罐中，加清水适量，浸泡10分钟后，水煎取汁，放入脚盆中，待温时浴足。每天1剂，分2~3次，每次30分钟，5天为一疗程。疏风散寒，止咳化痰。适用于肺寒咳嗽。

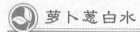

萝卜葱白水

萝卜1个，葱白6根，生姜15克。

将萝卜切成小片，用水3碗先将萝卜煮熟，再放葱白、姜，煮至剩1碗汤，澄出药液，与1000毫升开水同入脚盆中，先熏蒸，待水温适宜时浸泡双脚。每天2次，每次30分钟。宣肺解表，化痰止咳。治内伤咳嗽，痰多泡沫，伴畏寒、身倦酸痛等。

食疗保健 ▸

梨丝拌萝卜：白萝卜250克，梨100克，生姜少许，麻油、精盐、味精各适量。梨切丝，姜切末；萝卜切成丝，用沸水焯2分钟捞起，加入梨丝、姜末及调料，拌匀凉食。清热化痰，生津润燥，对风燥咳嗽是较好的辅助治疗之剂。

蜜饯萝卜梨：白萝卜1个，梨1个，蜂蜜50克，白胡椒7粒。将白萝卜、梨洗净切碎，放入碗中，倒入蜂蜜，放入白胡椒，入锅蒸熟为度，将白胡椒拣出，分两次温服。发散风寒，止咳化痰，是治疗风寒咳嗽的良方。

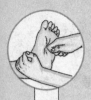

哮 喘

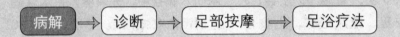

病解 ➡ 诊断 ➡ 足部按摩 ➡ 足浴疗法

【病解】

"哮喘"二字虽连称，但疾病不同。哮是喉中有痰，喘则胁肩呼吸急促，普通的哮多兼有喘，而喘者有不兼哮者，故种类多，大多是因气管狭窄，肺部弹力不够与痉挛，造成黏膜肿胀、分泌物增多，从而阻碍呼吸。

【诊断】

此病可分为虚、实两大类，又将实证分为寒、热两类。寒类表现为咳痰清稀不多，痰呈白色泡沫状，胸闷气窒，口不渴而喜热饮，舌苔白滑，脉多浮紧，或兼恶寒、发热等；热类表现为痰黄稠厚，难以咳出，身热而红，口渴喜饮，舌质红，苔黄腻，脉滑数，有的兼有发热等症状。虚证多为肺虚或肾虚。肺虚则呼吸少气，言语音低，咳嗽声轻，咳痰无力。

【足部按摩】

（1）穴位按摩

有效穴位：太溪、照海、然谷、足三里、上巨虚、丰隆等。

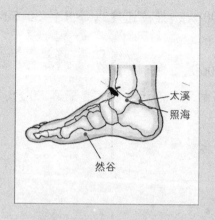
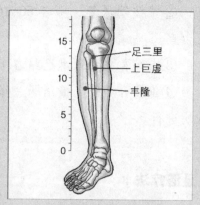

按摩方法：

①太溪、照海、然谷各捏按 30~50 次，力度以胀痛为宜。

②足三里、上巨虚、丰隆各按揉 30~50 次。

（2）反射区按摩

有效反射区：肾、肾上腺、垂体、输尿管、膀胱、肺、鼻、头颈淋巴结、大肠各区、胃、脾等。

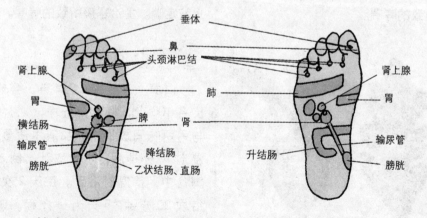

按摩方法：

①依次点按脾、肾、肾上腺、胃、垂体、膀胱各 50~100 次，按摩力度以局部胀痛为宜。

②推按输尿管、肺各 50~100 次，推按速度以每分钟 30~50 次为宜。

③点按鼻、头颈淋巴结各 100 次。

④推按升结肠、横结肠、降结肠、乙状结肠、直肠各 50 次，依次进行。

【足浴疗法】

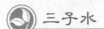 **三子水**

莱菔子 60 克，苏子、白芥子各 30 克。将上药入锅加水适量，煎煮 20 分钟，去渣取汁，与 2000 毫升开水同入脚盆中，先趁热熏蒸，待温度适宜时浸泡双脚。每天熏泡 1 次，每次 40 分钟，7 天为一疗程。温肺散寒，止咳定喘。适用于寒痰所致的哮喘。

四子厚朴水

苏子 30 克，附子、白芥子、葶苈子各 20 克，厚朴 10 克。将上药入锅加水适量，煎煮 20 分钟，去渣取汁，与 2000 毫升开水同入脚盆中，先熏蒸，待温度适宜时浸泡双脚。每天熏泡 1 次，每次 30 分钟，7 天为一疗程。温肺散寒，止咳定喘。主治寒痰所致的哮喘。

萝卜橘皮水

白萝卜 150 克，全紫苏、鲜橘皮各 100 克。将萝卜洗净，切片，与另两味同放锅中，加清水适量，浸泡 10 分钟后，水煎取汁，倒入脚盆中，待温时浴足。每天 2 次，每次 30 分钟，5 天为一疗程。下气平喘。适用于肺气壅遏所致的哮喘。

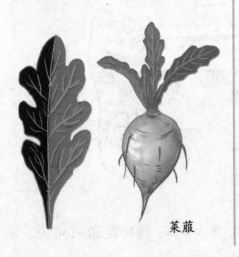

莱菔

　　虫草炖肉：冬虫夏草10克，猪瘦肉150克，调料适量。将猪瘦肉切块，开水焯一次，放入锅内，加虫草及各种调料，先用旺火煮沸，再用小火炖煮，至肉烂汤浓为止，肉、药、汤俱服。补肾益肺，止咳定喘。对老年哮喘有很好的功效。

　　蜂蜜姜汁蒸南瓜：南瓜1个（约500克），冰糖、蜂蜜各50克，姜汁适量。南瓜洗净，切开顶盖，除去瓤及子，放入姜汁、冰糖及蜂蜜，盖上顶盖，用竹签固定，隔水蒸2个小时即成。每天吃一半，分2次食用。补肺肾，止咳喘。可辅助治疗肺肾两虚型哮喘。

第三章

脚部有大药：常见病分科疗治

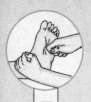

头 痛

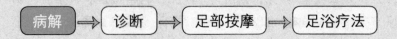
图解足疗健康手册

【病解】

　　头痛是可以自我感觉到的一种病症，在临床上较为常见。头痛既可单独出现，为病；亦可并发于其他疾病中，为症。中医认为，头痛者，急性为"头痛"，慢性为"头风"；根据临床表现，一般又可分为外感头痛和内伤头痛两大类。急性头痛，多为外感；慢性头痛，多为内伤。

【诊断】

　　外感头痛：以风邪为多，因"风为百病之长"，为病每多兼夹，故又有风寒头痛、风热头痛、风湿头痛之分。

　　内伤头痛：多因七情内伤、脏腑失调、气血不足所致，故又有肝火头痛、血瘀头痛、血虚头痛、气虚头痛、阴虚头痛、阳虚头痛和痰浊头痛之分。

【足部按摩】

（1）穴位按摩

　　有效穴位：太冲、太溪、公孙、三阴交、涌泉等。

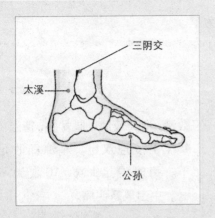
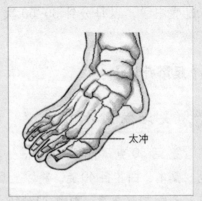

按摩方法：按揉太冲、太溪、公孙、三阴交、涌泉各 30~50 次，力度以胀痛为宜。

（2）反射区按摩

有效反射区：肾、肾上腺、膀胱、输尿管、肺、大脑、小脑、脑干、三叉神经、头颈淋巴结、腹腔神经丛、肝、垂体等。

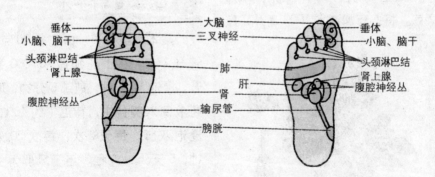

按摩方法：

①肾、肾上腺、膀胱、大脑、垂体、小脑、脑干、三叉神经、头颈淋巴结各推压 50~100 次，力度以胀痛为宜。

②肺、肝、腹腔神经丛、输尿管各刮压 50 次，力度适中，

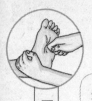

速度中缓，以每分钟 30~50 次为宜。

【足浴疗法】

羌活防风水

羌活 50 克，防风 30 克，川芎、藁本、白芷各 40 克。将以上 5 味药入锅加水适量，煎煮 20 分钟，去渣取汁，与 3000 毫升开水同入脚盆中，先熏蒸，后泡洗双足。每晚熏泡 1 次，每次 40 分钟；4 天为一疗程。祛风、散寒、止痛。主治风寒头痛。

白芷细辛水

白芷 30 克，细辛 15 克，冰片 2 克。将上药加清水 1000 毫升，煎

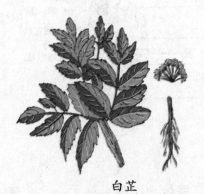

白芷

数沸，取药液倒入脚盆内，待温（约 45℃）浸泡双足，稍凉即收足揩干。每晚浸足 1 次，10 次为一疗程。主治风寒头痛。

薄荷桑叶水

薄荷、桑叶各 40 克，冰片 2 克。将上药加清水 1500 毫升，煎沸 5 分钟，澄出药液，待温度适宜时浸泡双脚。每日 1 次，10 次为一疗程。主治风热头痛。

藁本蔓荆子水

藁本、蔓荆子、白芷各 20 克，细辛 7 克。将上药加清水 1000 毫升，浸泡 10 分钟，煎沸 5 分钟，取药液倒入脚盆中，待温（约 45℃）浸泡双脚。每天 2 次，每次 30 分钟，5 天为一疗程。用于风邪为主的偏头痛。

食疗保健 ▶

半夏山药粥：山药30克，清半夏30克。山药研末，先煮半夏取汁一大碗，去渣，调入山药末，再煮数沸，酌加白糖调匀，空腹食用。燥湿化痰，降逆止呕。适宜头痛兼见咳嗽、恶心呕吐者服用。

芹菜根鸡蛋汤：芹菜根250克，鸡蛋2个。两味同煮，蛋熟即成，早晚两次，连汤服食。潜阳息风，滋补肝血。适用于头痛时作时止，经久不愈。

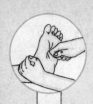

失眠

病解 ➡ 诊断 ➡ 足部按摩 ➡ 足浴疗法

【病解】

失眠，是指经常不能获得正常的睡眠而言，轻者入寐困难，或寐而不酣，时寐时醒，醒后不能再寐，严重者可整夜不能入眠。

【诊断】

肝郁化火型失眠：多由恼怒烦闷而生，表现为少寐、急躁易怒、目赤口苦、大便干结、舌红苔黄、脉弦而数。

痰热内扰型失眠：常由饮食不节、暴饮暴食、恣食肥甘生冷或嗜酒成癖，导致肠胃受热、痰热上扰，表现为不寐、头重、胸闷、心烦、嗳气、吞酸、不思饮食、苔黄腻、脉滑数。

阴虚火旺型失眠：多因体虚精亏、纵欲过度、遗精，使肾阴耗竭、心火独亢，表现为心烦不寐、五心烦热、耳鸣健忘、舌红、脉细数。

心脾两虚型失眠：多因年迈体虚、劳心伤神或久病大病之后，引起气虚血亏所致，表现为多梦易醒、头晕目眩、神疲乏力、面黄少华、舌淡苔薄、脉细弱。

【足部按摩】

（1）穴位按摩

有效穴位：涌泉、太溪、太冲、三阴交等。

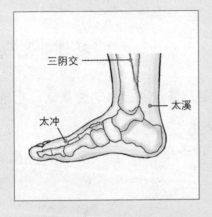
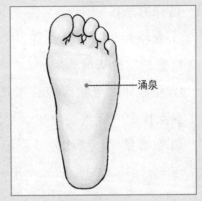

按摩方法：

①擦涌泉5分钟，以局部感觉发热为度。擦时呼吸要自然，不要屏气，速度要均匀，每分钟80次左右。

②点按太溪、太冲、三阴交各10~30次，力度以酸胀为宜。

（2）反射区按摩

有效反射区： 肾上腺、肾、脾、心、肝、输尿管、膀胱、垂体、甲状旁腺、甲状腺、腹腔神经丛、失眠点、生殖腺1等。

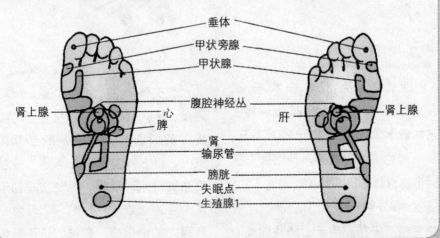

按摩方法：

①食指扣拳，在肾上腺、心、肝、肾、脾各按揉 50~100 次，力度稍重，以酸痛感为宜。

②在垂体、甲状旁腺、甲状腺、腹腔神经丛、失眠点、生殖腺 1 各点按 10~30 次，力度适中。

③在输尿管、膀胱处各刮压 30~50 次。

【足浴疗法】

 枣根丹参水

酸枣树根（不去皮）50 克，丹参 20 克。将上药水煎 1~2 小时，取汁与 1500 毫升开水同入脚盆中，先熏蒸，待温度适宜时浸泡双脚。每晚临睡前泡洗 1 次，每次 40 分钟，10 天为一疗程。主治神经衰弱、顽固性失眠。

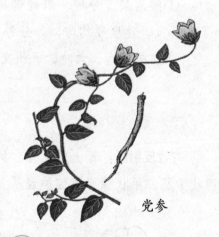

党参

 黄芪党参水

生黄芪 30 克，党参、白术、陈皮、夜交藤各 20 克，牡蛎 25 克。将上药加清水 2000 毫升煎至 1500 毫升，倒入脚盆中，先熏蒸，待温度适宜时泡洗双脚。每晚临睡前泡洗 1 次，每次 40 分钟，10 天为一疗程。补益气血，安神。用于心脾两虚或心虚胆怯引起的失眠。

夜交藤白术水

夜交藤 25 克，白术 20 克，半夏、陈皮、茯苓、柴胡、合欢皮各 15 克。将上药加清水 2000 毫升煎至 1500 毫升，倒入脚盆中，先熏蒸，待温度适宜时泡洗双脚。每晚临睡前泡洗 1 次，每次 40 分钟，10 天为一疗程。解郁化痰，安神。用于肝郁痰扰所致的失眠。

食疗保健▶

龙眼洋参：龙眼肉 30 克，西洋参 6 克，白糖 10 克。将三物放入带盖的碗中，置锅内隔水蒸至呈膏状。每晚食之，每服 1 匙。补脾养心，益气养阴。对心脾气血亏虚而致的心悸、不寐、健忘者疗效颇佳。

百合枣龟汤：龟肉 60 克，百合 30 克，大枣 10 枚，调料适量。龟肉切块，大枣去核，与百合共煮，加调料，煮至龟肉熟烂即可，饮汤食肉。滋阴养血，补心益肾。适用于心肾阴虚所致之失眠、心烦、心悸等症。

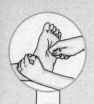

眩 晕

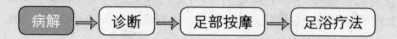

病解 → 诊断 → 足部按摩 → 足浴疗法

【病解】

眩晕是指眼花头晕，眩是眼花，晕是头晕，两者常同时并见。现代医学认为，眩晕是人体对于空间的定向感觉障碍或平衡感觉障碍，是多种疾病的一种症状，最常见的是梅尼埃病、贫血、高血压、动脉硬化、颈椎病、神经官能症等。

【诊断】

肝阳上亢型眩晕： 因肾阴不足，肝失润养，或忧郁恼怒，肝阴暗耗，肝阳上扰清窍，可发生眩晕。症状为面色潮红、少寐多梦、耳鸣、腰膝酸软、五心烦热、气躁易怒、舌质红、脉细数，且一旦烦劳或恼怒，症状便会加重。

痰湿中阻型眩晕： 因饮食味重油腻，损伤脾胃，聚湿中阻，清阳不升，浊阴不降，可引起眩晕。症状为头重如蒙、胸膈痞闷、少食多寐、舌苔白腻、脉滑。

气血不足型眩晕： 因思虑烦劳，内伤心脾，心虚则血行不周，脾虚则生化之源不足，气血亏虚，不能上充髓海，可引发眩晕。症状为头晕目眩、面色苍白、唇白不华、心悸少寐、神疲乏力、舌质淡、脉细弱。

【足部按摩】

（1）穴位按摩

有效穴位：大敦、至阴、足窍阴、足三里、丰隆等。

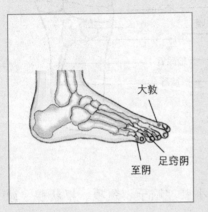

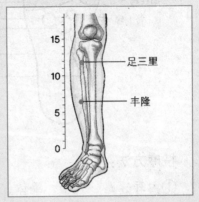

按摩方法：

①大敦、足窍阴、至阴各掐按 5~10 次，力度适中。

②足三里、丰隆各按揉 10~30 次。

（2）反射区按摩

有效反射区：内耳迷路、大脑、垂体、小脑、脑干、颈项、耳、眼、肝、肾、输尿管、膀胱、肺、肾上腺、甲状腺、脾等。

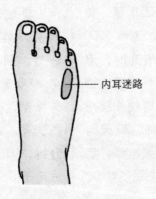

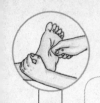

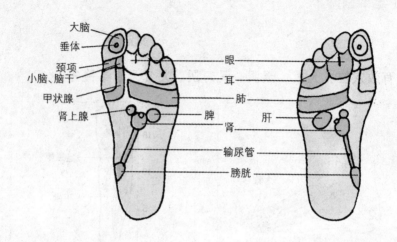

大脑
垂体
颈项
小脑、脑干
甲状腺
肾上腺
眼
耳
肺
肝
脾
肾
输尿管
膀胱

按摩方法：

①内耳迷路、大脑、垂体、小脑、脑干、颈项、甲状腺、眼、耳扣拳各推压30~50次，力度以适中为宜。

②肺、肝、脾、肾、肾上腺、输尿管、膀胱各点按10~20次，用力以局部酸痛为宜。

【足浴疗法】

 四瓜藤水

苦瓜藤、甜瓜藤、西瓜藤、黄瓜藤各30克。将上药加清水2000毫升，煎至水剩1500毫升时，澄出药液，倒入脚盆中，先熏蒸，待温度适宜时泡洗双脚。每晚临睡前泡洗1次，每次40分钟，20天为一疗程。主治肝阳上亢型眩晕，症见眩晕、头胀痛、易怒、失眠多梦等。

 夏枯草钩藤水

夏枯草30克，钩藤、菊花各20克，桑叶15克。将上药加清水适量，煎煮30分钟，去渣取汁，与2000毫升开水一起倒入脚盆中，先熏蒸，待温度适宜时泡洗双脚。每天早、晚各1次，每次熏泡40分钟，10天为一疗程。清热平肝。适用于肝阳上亢所致的眩晕、头胀痛、耳鸣、易怒、失眠多梦等。

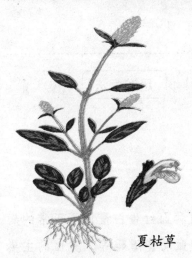

夏枯草

僵蚕荆芥穗水

僵蚕9克，荆芥穗、羌活、白芷、天麻各6克，青皮9克。将上药加清水2000毫升，煎至水剩

1500毫升时，澄出药液，倒入脚盆中，先熏蒸，待温度适宜时泡洗双脚。每晚临睡前泡洗1次，每次40分钟，20天为一疗程。祛风止眩晕。适用于风邪所致的头晕目眩。

丹参红花水

丹参、生珍珠母各30克，红花、泽兰、朱茯神、钩藤、白蒺藜各9克，田七、甘草各3克。将上药加清水适量，煎煮30分钟，去渣取汁，与2000毫升开水一起倒入脚盆中，先熏蒸，待温度适宜时泡洗双脚。每天1次，每次熏泡40分钟，10天为一疗程。祛瘀通络，清利头目。适用于头晕目眩、失眠多梦甚至精神恍惚，舌边紫黯，脉涩。

食疗保健▶

黄豆芽猪血汤：黄豆芽、猪血各250克，蒜末、葱花、姜末各适量，黄酒及调料适量。黄豆芽去根洗净，猪血划成小方块，用清水漂净；锅内加油少许烧热，爆香蒜末、葱花、姜末，下猪血并烹入黄酒，加水煮沸，放入黄豆芽煮2分钟，调入精盐、味精，随意服食。润肺补血。适用于血虚头晕、缺铁性贫血。

双耳汤：银耳、黑木耳各10克，冰糖30克。将银耳、黑木耳用温水泡发，摘除蒂柄，去掉杂质，洗净，放入瓷碗中，加入冰糖及适量的水，置蒸笼中蒸1小时，待木耳熟烂即成。宜空腹分次服完。滋肾润肺。适用于肾阴虚或肺肾阴虚所致的头晕目眩、腰膝酸软、咳嗽气喘以及高血压所引起的眩晕。

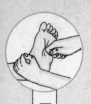

贫血

病解 ➡ 诊断 ➡ 足部按摩 ➡ 足浴疗法

【病解】

贫血是指单位容积血液内红细胞数和血红蛋白量低于正常的病理状态。病因有缺铁、出血、溶血、造血功能障碍等。贫血的主要症状为头昏、眼花、耳鸣、面色苍白或萎黄、气短、心悸、身体消瘦、夜寐不安、疲乏无力、指甲变平变凹易脆裂、注意力不集中、食欲不佳、月经失调等。

【诊断】

缺铁而引起的缺铁性贫血见于营养不良、长期少量出血，治疗时应去除病因，并服铁剂。急性大量出血引起的出血性贫血须用输血或手术抢救。红细胞过度破坏引起的溶血性贫血和造血功能障碍引起的再生障碍性贫血，治疗时既要增加营养及补血，又要重视补气，因为气能生血。严重的必须从补肾着手，因为肾中精华能化生成血。

【足部按摩】

（1）穴位按摩

有效穴位：太溪、三阴交、涌泉等。

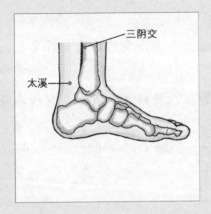
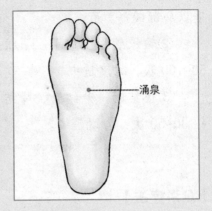

按摩方法：

①点按太溪、三阴交各 30~50 次。

②揉擦涌泉 50~100 次。

（2）反射区按摩

　　有效反射区： 胃、肾、小肠、输尿管、膀胱、甲状腺、肺、心、脾、肝、横结肠、升结肠、降结肠、乙状结肠、直肠、盲肠等。

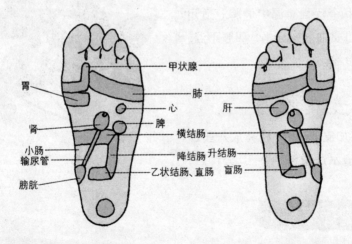

按摩方法：

①点按胃、肾、心、肝、脾、小肠、膀胱各 50~100 次，力

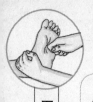

度以局部酸痛为宜。

②输尿管由上向下、甲状腺由下向上、肺由内向外各推压50~100次，力度适中。

③横结肠、升结肠、降结肠、乙状结肠、直肠、盲肠各推按30~50次，力度轻缓。

【足浴疗法】

 参芪补血汤

党参、黄芪、白芍各15克，附片、何首乌各10克。将上药择净，放入药罐内，加清水适量浸泡5~10分钟后，水煎取汁，放入脚盆中，待温时浴足。每天2次，每次30分钟，两日1剂，30天为一疗程，连用3~5个疗程。温中健脾。适用于缺铁性贫血肢软乏力、四肢不温、失眠多梦者。

 五加皮汤

五加皮30克。将其放入药罐中，加清水适量浸泡5~10分钟后，

水煎取汁，放入脚盆中，待温时浴足。每日1剂，分2次，每次30分钟，30天为一疗程，连用3~5个疗程。补肾壮骨。适用于缺铁性贫血手足麻木、腰膝酸软、头晕目眩者。

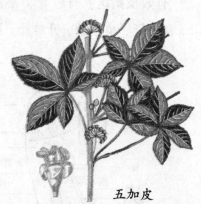

五加皮

 食疗保健 ▶

豆腐猪血汤：豆腐250克，猪血（羊血、牛血亦可）400克，大枣10枚。将大枣洗净，与豆腐、猪血同放入锅中，加适量水，置火上煎煮

成汤，饮汤食枣，15天为一疗程。补血。适用于产后妇女贫血症。

黄芪炖羊肉：黄芪30克，大枣10枚，羊肉400克，生姜3片，黄酒2匙，陈皮1块，酱油、食盐、味精各适量。将大枣洗净；黄芪切片，用洁净的纱布包好；将羊肉洗净，切片；陈皮洗净备用。炒锅上火，下油，烧热后放入生姜、羊肉片共炒，2分钟后加入黄酒、酱油、食盐、水，烧10分钟；将羊肉倒入沙锅内，加黄芪、大枣、陈皮和水，用小火煨1小时至肉熟烂，加入味精即可。本品是气血两虚、身体瘦弱和贫血病人的食疗良方。

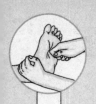

便 秘

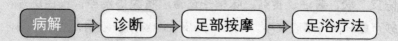

病解 → 诊断 → 足部按摩 → 足浴疗法

【病解】

中医认为，便秘系大肠传导功能失常所致，但常与脾、胃、肺、肝、肾等脏腑功能失调有关。外感寒热之邪、内伤饮食情志、阴阳气血不足等皆可形成便秘。概括说来，便秘的直接原因不外乎热、气、冷、虚四种，胃肠积热者发为热秘，气机瘀滞者发为气秘，阴寒积滞者发为冷秘，气血阴阳不足者发为虚秘。

【诊断】

便秘是临床上的常见症状，以大便次数减少、粪便干燥难解为特征。在正常情况下，食物通过胃肠道，经过消化、吸收，排泄剩余残渣常需24~48小时。若排便间隔48小时以上，一般可视为便秘。但也有人习惯于2~3天排便1次，而无便秘症状，则不能视为便秘。反之，有时因排便困难，以致一日排便数次，但每次量少，部分粪便仍留滞肠内者，仍应视为便秘。

【足部按摩】

（1）穴位按摩

有效穴位：隐白、太白、照海、涌泉、行间、足三里、上巨虚、下巨虚等。

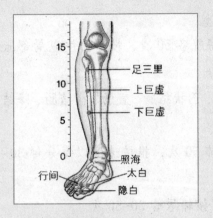

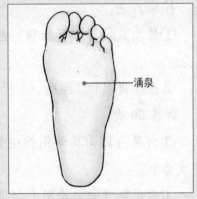

按摩方法：

①拇指按压涌泉、隐白、太白、行间、照海各100次。

②按揉足三里、上巨虚、下巨虚各50次，以局部胀痛为宜。

（2）反射区按摩

有效反射区：肾上腺、肾、肺、输尿管、膀胱、胃、十二指肠、小肠、乙状结肠、直肠、横结肠、降结肠、脾等。

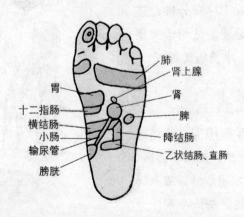

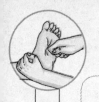
按摩方法：

①依次点按肾、肾上腺、膀胱各 50 次，按摩力度以局部胀痛为宜。

②按摩胃、十二指肠、小肠、乙状结肠、直肠、横结肠、降结肠、脾各 50 次。

③由足内侧向足外侧推按肺 50 次，推按速度以每分钟 30~50 次为宜。

④由足趾方向向足跟方向推按输尿管 30~50 次。

【足浴疗法】

 硝黄甘牛水

芒硝、大黄、牵牛子各等量。将诸药择净，同放入药罐中，加清水适量，浸泡 5~10 分钟，水煎取汁，放入脚盆中，待温时浴足。每天 1 剂，分 2 次，每次 10~30 分钟，连用 3~5 天。泻热通便。适用于大便秘结、口干口苦、小便短黄等。

 锁阳苁蓉水

锁阳、肉苁蓉各 10 克。将诸药择净，同放入药罐中，加清水适量，浸泡 5~10 分钟，水煎取汁，放入脚盆中，待温时浴足。每天 1 剂，分 2 次，每次 10~30 分钟，连用 3~5 天。温阳通便。适用于寒性便秘、手足不温、腰膝冷痛等。

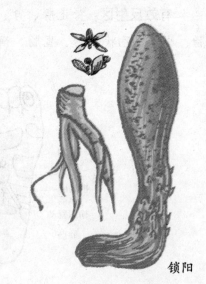

锁阳

土豆蜜汁：取一个土豆，不去皮洗净，用开水烫几分钟后放在碗里捣碎，再用纱布过滤出土豆汁，取土豆汁再加适量蜂蜜、少量开水冲饮。适用于气血两虚的便秘者。

核桃芝麻糊：取4~5个核桃仁、少量熟芝麻，放入碗中捣碎呈粉末状，用热水冲调，加入蜜糖调味之后即可食用。适用于长期慢性便秘的老年人。

萝卜汁：将白萝卜洗净后，放入碗中捣碎，用纱布过滤出萝卜汁，在萝卜汁里加入热水、蜂蜜后饮用。清热通便。尤其适用于习惯性便秘者。

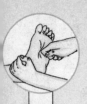

慢性胃炎

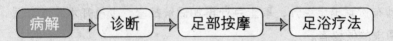

病解 ➡ 诊断 ➡ 足部按摩 ➡ 足浴疗法

【病解】

慢性胃炎主要是胃黏膜上皮遇到各种致病因子，如药物、微生物、毒素和胆汁反流等的经常反复侵袭，发生慢性持续性炎症性病变。本病属于中医学"胃痞"、"胃脘痛"范畴。

【诊断】

病程迁延，有不同程度的消化不良、厌食、恶心及与进食有关的上腹部疼痛等症状，可有上腹部轻度压痛。符合慢性浅表性胃炎纤维胃镜诊断标准及活体组织检查诊断标准即可确诊。

【足部按摩】

（1）穴位按摩

有效穴位：三阴交、阳陵泉、足三里、上巨虚、下巨虚、太冲等。

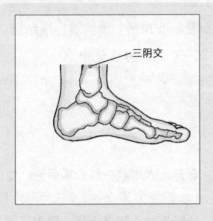
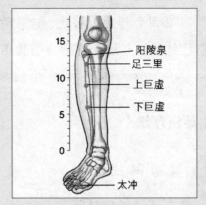

按摩方法：单食指扣拳，点按以上各穴位，按揉30~50次，力度稍重，以局部胀痛为宜。

（2）反射区按摩

有效反射区：肾、输尿管、膀胱、胃、脾、肝、胆、十二指肠、大脑、食管、小肠、升结肠、横结肠、降结肠、乙状结肠、直肠、盲肠等。

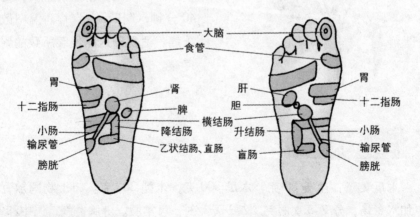

按摩方法：

①用拇指揉压胃、十二指肠、大脑、食管、肝、胆、脾各30~50次。

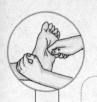

②用食指刮压膀胱、输尿管、肾、升结肠、横结肠、降结肠、乙状结肠、直肠、盲肠、小肠各30~50次，力度适中。

【足浴疗法】

 藿香佩兰水

藿香50克，佩兰30克，鸡蛋壳10个。将上药加水适量，煎煮30分钟，去渣取汁，与开水1500

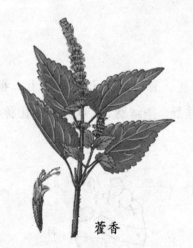

藿香

毫升同入脚盆中，先熏后泡。每天1次，每次30分钟，7天为一疗程。疏肝理气，和胃止痛。适用于慢性胃炎。

 陈皮生姜水

陈皮50克，生姜30克。将上药加清水2000毫升，煎至水剩1500毫升时，澄出药液，倒入脚盆中，先熏蒸，待温度适宜时泡洗双脚。每晚临睡前泡洗1次，每次40分钟，7天为一疗程。温中散寒止痛。适用于风寒侵袭所致的胃脘疼痛。

食疗保健▶

木瓜姜汤：生姜30克，木瓜500克，米醋300克。将上物同放瓦锅中加水煮汤，分2~3次服完。2~3天1剂，可常服。健脾益气，温中和胃。适用于慢性胃炎属脾胃虚寒型，胃脘隐痛而喜暖喜按、食欲减退、饭后饱胀、神疲乏力等症。

生姜大枣汤：生姜120克，大枣500克。将生姜洗净切片，同大枣一起煮熟。每天吃3次，每次吃大枣10余枚、姜1~2片，吃时用原汤炖热，饭前饭后吃均可。数次后煮枣汤渐甜，每次服此汤更好。健脾温胃。适用于慢性胃炎属脾胃虚寒型。

龙眼石斛汤：龙眼5~10颗，石斛10克，白糖少许。将龙眼去壳，同石斛一起放锅中，加水、白糖，小火烧沸15分钟即可，不可久煮。作点心吃，具有补脾健胃、补心益智、除烦热的功能。胃热重出现舌苔黄者，可加入洗净的竹茹6克同煮。

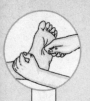
高血压

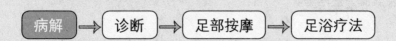

病解 ➡ 诊断 ➡ 足部按摩 ➡ 足浴疗法

【病解】

　　高血压属中医学"头痛"、"眩晕"等范畴，是一种以体循环动脉血压升高为表现的临床综合征，多发生于40岁以上人群，是临床常见多发病。

【诊断】

　　高血压可分原发性和继发性两种。继发性高血压由其他疾病引起，是肾脏病、糖尿病、内分泌疾病、颅内病变等引起的一种症状，而不是一个独立的病。原发性高血压则称为高血压病，多因肝肾阴虚、肝阳上亢，或肾虚、阴虚阳亢，或受精神刺激、大脑紧张所致。可见原发性高血压是由于"阳亢"（或因虚致实）致使人体大脑皮质功能紊乱而引起的。

　　高血压病除了血压升高外，还伴有颈后或头部胀痛、头晕眼花、心慌，或胸闷、四肢发麻，或头重脚轻如坐舟中等症状，日久不愈，严重者还可引起动脉硬化或诱发中风等病变。高血压病人除服用降压药外，如配合泡脚按摩会起到很好的疗效。

【足部按摩】

（1）穴位按摩

有效穴位：涌泉、太溪、照海、太白等。

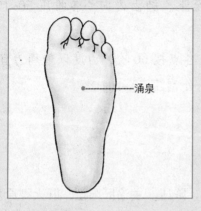
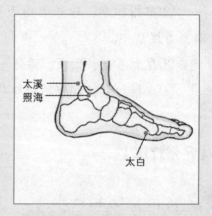

按摩方法：

①用力点揉涌泉 50~100 次，力稍重，以酸痛为宜。

②单指按揉太溪、照海、太白各 30~50 次，力度适中。

（2）反射区按摩

有效反射区：肾、肝、肾上腺、输尿管、膀胱、肺、大脑、垂体、颈项、腹腔神经丛、心、血压点等。

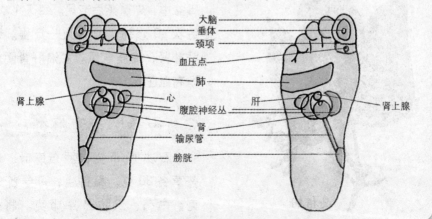

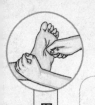

按摩方法：

①单指扣拳，在肾上腺、肾、膀胱、肝、心、大脑上各按揉50~100次。

②单指扣拳，输尿管由下至上、肺由内向外各推压50~100次，力度适中。

③在血压点、颈项、垂体上各点按50次，力度以酸痛为宜。

④双指扣拳，在腹腔神经丛处刮压50~100次。

【足浴疗法】

臭梧桐侧柏叶水

臭梧桐250克，侧柏叶100克，桑叶50克。将上药放入锅中，加水适量，煎煮30分钟，去渣取汁，与1500毫升开水同入脚盆中，先熏蒸后泡足。每天1次，每次40分钟，20天为一疗程。平肝，清火，降压。主治肝阳型、肝火型原发性高血压。

七子水

决明子24克，女贞子15克，枸杞子、菟丝子、沙苑子、桑葚子各12克，金樱子9克。将上药放入锅中，加水适量，煎煮30分钟，去渣取汁，与1500毫升开水同入脚盆中，先熏蒸后泡足。每天1次，每次40分钟，20天为一疗程。滋肝补肾，降压息风。主治肝肾阴虚型高血压。

石决明罗布麻水

石决明35克，罗布麻叶、豨莶草各30克，桑寄生、丹参各15克，白芍、汉防己各15克。将上

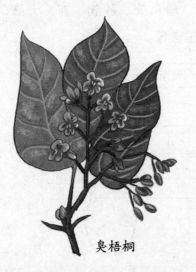

臭梧桐

药加水适量，煎煮 30 分钟，去渣取汁，与 1500 毫升开水同入脚盆中，先熏蒸，待药温适宜时浸泡双脚。每天 1 次，每次 30~40 分钟，20 天为一疗程。主治原发性高血压，症见头晕头痛、烦躁易怒、腰膝酸痛、舌淡红、脉弦。

🌿 食疗保健 ▶

麻油芹菠菜：新鲜菠菜、芹菜各 250 克，麻油 30 克，精盐、味精各适量。将菠菜、芹菜去老叶及根，洗净切段，放沸水中烫 2 分钟，捞出沥水后放小盆中，加入麻油、盐及味精，拌匀即可食用。滋阴清热，平肝息风。适用于原发性高血压，症见头晕头痛、面赤口渴、心烦易怒、大便秘结等的辅助食疗。

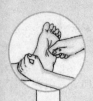

低血压

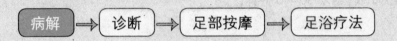

【病解】

收缩压≤90毫米汞柱、舒张压≤60毫米汞柱者都为低血压。其典型症状有头晕、头痛、耳鸣、失眠、心悸、消瘦、面色苍白、两眼发黑、站立不稳、全身乏力、食欲不振、手足冰凉等。

【诊断】

低血压分急性和慢性两种。急性者多与昏厥、休克同时发生；慢性者多因身体消瘦、体位突然变化、内分泌功能紊乱、慢性消耗性疾病及营养不良、心血管疾病或居住高原地区等因素而引起。

【足部按摩】

（1）穴位按摩

有效穴位：三阴交、太溪、太冲、足三里、涌泉等。

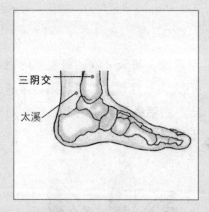

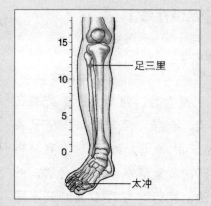

按摩方法：

①点按太溪、三阴交、足三里、太冲各 30~50 次，力度以酸胀为宜。

②双指扣拳擦涌泉，以脚心发热为宜。

（2）反射区按摩

有效反射区：大脑、甲状腺、肺、肾上腺、肾、输尿管、膀胱等。

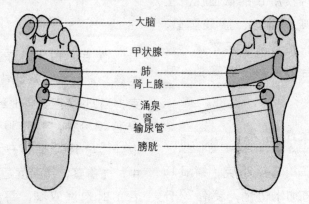

按摩方法：

①大脑、甲状腺、肺、输尿管各推压 50~100 次。

②食指扣拳，按揉膀胱、肾上腺、肾各 50~100 次。

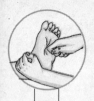

【足浴疗法】

附片肉桂水

制附片、熟地黄、山萸肉各10克，肉桂、淫羊藿、枸杞子各9克，补骨脂、黄精各12克。将上药加适量清水浸泡20分钟，煎数沸，取药汁与1500毫升开水同入脚盆中，先熏蒸，待温度适宜时泡洗双脚。每天2次，每次40分钟，20天为一疗程。肢冷者，加巴戟天、鹿角片、紫河车；舌红、口干者，加生地黄、麦冬；气短神疲、头晕欲倒者，加人参；脉搏缓慢、怕冷者，加干姜、细辛，酌用麻黄；舌质偏黯或紫者，加川芎、当归、红花。温肾填精。适用于肾精亏损所致的低血压。主治头晕耳鸣、健忘、腰酸腿软、神疲嗜睡、怕冷、手足不温、夜多小便、舌质淡胖、苔薄白、脉沉细等。

桂枝川芎水

桂枝、川芎各25克，锁阳15克。将上药加水适量，浸泡20分钟，煎煮30分钟，去渣取汁，与1500毫升开水同入脚盆中，先熏蒸，待温度适宜（45℃左右）时浸泡双脚。每天2次，每次40分钟，20天为一疗程。温肾壮阳，散寒升压。主治各种类型的低血压，对肾阳虚弱者尤为适宜。

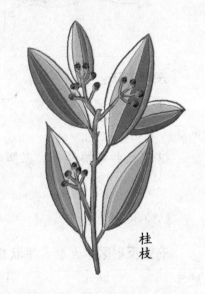

桂枝

黄芪白术水

黄芪、白术、陈皮各10克，党参、炙甘草、熟地黄、葛根各9克，当归12克。将上药加水适量，浸泡20分钟，煎煮30分钟，去渣取汁，与1500毫升开水同入脚盆中，先熏蒸，待温度适宜（45℃左右）时泡洗双脚，每天2次，每次40分钟，20天为一疗程。补益心脾。适用于心脾两虚所致的低血压，症见神疲气短、肢体倦怠、动则头晕目眩、心悸、自汗、食少、面黄少华、苔薄、舌质淡、 脉细弱等。

六味升压汤：蛤蚧 1 对，田鸡 2 只，黑北芪（大者）4 片，花菇 2 个，火腿 10 克，生姜 2 克，酒、盐各少许，沸水适量。将蛤蚧宰杀去头，洗净；田鸡宰杀去皮、取腿肉；花菇、生姜洗净，姜切片，花菇撕成小朵，火腿切成薄片，同入锅与黑北芪加沸水同炖，待肉熟软，加入酒、盐调味即成。食肉饮汤，每天 1 次，连服 5 天为一疗程。补脾，安神，升血压，养血。适用于低血压头晕、面黄、唇无血色，以及诸虚百损、记忆力差、心肾虚弱者。血压正常者服之也有补肾作用。

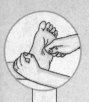
高脂血症

病解 → 诊断 → 足部按摩 → 足浴疗法

【病解】

　　高脂血症是指由于脂肪代谢或运动异常使一种或多种血浆脂质浓度超过正常范围，在中医学中无此病名，但其症状散见于"眩晕"、"中风"、"脑痹"等病证中，属"痰浊"、"痰痹"范畴。

【诊断】

　　高脂血症是一组以脏腑功能失调、膏脂输化不利而致以痰浊为主要致病因素的疾病。痰浊致病，周身无处不到。临床上病人有的因脾虚痰瘀阻络而致肢麻，有的因肝肾不足聚痰生瘀而致头痛眩晕，有的因心脾不足痰瘀阻痹胸阳而致胸痹，有的因脾肾两虚瘀阻窍而成痴呆。这些病人通过化痰浊、行痰瘀治疗，均可取得一定疗效。

【足部按摩】

（1）穴位按摩

有效穴位：涌泉、足三里、丰隆、太冲、行间等。

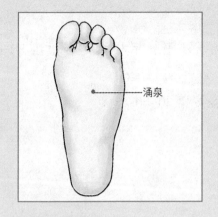

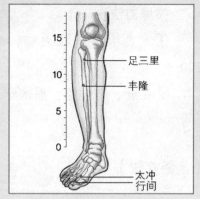

按摩方法：

①擦涌泉 50~100 次。

②点按足三里、丰隆各 50~100 次，力度适中，以胀痛为宜。

③掐太冲、行间各 30~50 次，力度以胀痛为宜。

（2）反射区按摩

有效反射区：大脑、垂体、甲状腺、胰、小肠、肝、胆、肾等。

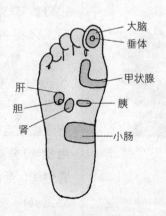

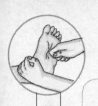

按摩方法：

①食指扣拳，在大脑、胰、小肠、甲状腺处各推压50~100次。

②在肝、胆、肾、垂体处各按揉30~50次。

【足浴疗法】

 山楂大黄水

生山楂、泽泻、大黄各30克，鲜白萝卜60克，鲜橘叶15克。将上药加清水适量，煎煮30分钟，去渣取汁，与2000毫升开水一起倒入脚盆中，先熏蒸，待温度适宜时泡洗双脚。每天1次，每次熏泡40分钟，30天为一疗程。主治高脂血症。

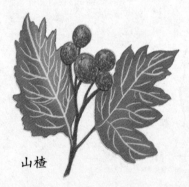

山楂

 丹参山楂水

制首乌、丹参、山楂各15克，黄芪、地龙各12克，陈皮、苍术各6克，赤芍10克。将上药加清水2000毫升，煎至水剩1500毫升时，澄出药液，倒入脚盆中，先熏蒸，待温度适宜时泡洗双脚。每晚临睡前泡洗1次，每次40分钟，40天为一疗程。行气化痰，化瘀消脂。主治高脂血症。

 首乌虎杖水

何首乌30克，黄芪、丹参、山楂各20克，枸杞子、女贞子、赤芍、泽泻各15克，桃仁、虎杖各10克。将上药加清水适量，浸泡20分钟，煎数沸，取药液与1500毫升开水同入脚盆中，趁热熏蒸，待温度适宜时泡洗双脚。每天2次，每次40分钟，45天为一疗程。补肾健脾，活血通络。主治高脂血症，症见胸痹、胸痛、心痛、中风、眩晕、胸脘痞闷、肢体沉重、舌苔白腻、脉滑等。

　　山楂桃仁露：新鲜山楂1000克，桃仁60克，蜂蜜250克。将山楂洗净，用刀背拍碎，同桃仁共入锅中，水煎2次，去渣取汁备用；将煎好的汁盛入碗内，加入蜂蜜，加盖，隔水蒸1小时，离火冷却，装瓶即可。每天2次，每次1勺，早晚饭后用开水冲服。此方宜长期服用。健脾胃，消积食，降血脂，降胆固醇，降血压，还能增加心肌供血。适合高脂血症、冠心病病人经常服用。

第三章

脚部有大药：常见病分科疗治

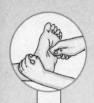
糖尿病

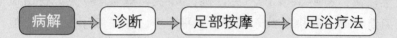

病解 ➡ 诊断 ➡ 足部按摩 ➡ 足浴疗法

【病解】

糖尿病是由于体内胰岛素分泌的绝对或相对不足而引起以糖代谢紊乱为主的全身性疾病。糖尿病主要症状表现为多饮、多食、多尿，代谢紊乱而引起酮症酸中毒、失水、昏迷等为常见。糖尿病多发生于中年以后，男性发病率略高于女性。

【诊断】

此病可分为三型：胰岛素依赖型，亦称1型（脆性或青幼年型糖尿病）；非胰岛素依赖型，亦称2型（稳定性或老年型糖尿病）；还有其余型糖尿病，包括胰源性糖尿病、内分泌性糖尿病、药源性糖尿病及化学性糖尿病等。临床上前两型占绝大多数，属原发性糖尿病，有明显遗传倾向。其余型则大部分属继发性糖尿病，受后天因素影响较大，如胰源性糖尿病是由于胰腺切除、胰腺炎等引起的胰岛素分泌不足所致。

【足部按摩】

（1）穴位按摩

有效穴位：太冲、太溪等。

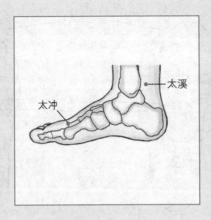

按摩方法：单指扣拳，点按太冲、太溪各50~100次，力度以酸痛为宜。男性病人先左后右，女性病人先右后左。

（2）反射区按摩

有效反射区：垂体、胰、肾上腺、肾、腹腔神经丛、甲状腺、输尿管、膀胱、胃、十二指肠、上身淋巴结、下身淋巴结、小肠等。

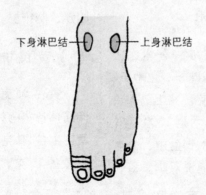

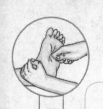

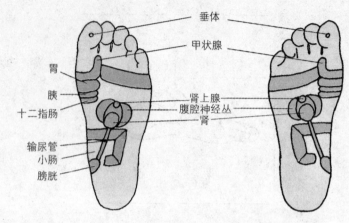

图中标注：垂体、甲状腺、胃、胰、十二指肠、肾上腺、腹腔神经丛、肾、输尿管、小肠、膀胱

按摩方法：

①单指扣拳，在胰、胃、垂体、肾、腹腔神经丛、上身淋巴结、下身淋巴结处各点按 50~100 次，以稍有疼痛为宜。

②在肾上腺、甲状腺、输尿管、膀胱、小肠、十二指肠各推压 50~100 次，以酸胀为宜。

【足浴疗法】

 黄芪党参水

黄芪 45 克，党参、苍术、山药、玄参、麦冬、五味子、生地黄、熟地黄、牡蛎各 15 克。将上药加清水 2000 毫升，煎至水剩 1500 毫升时，澄出药液，倒入脚盆中，先熏蒸，待温度适宜时泡洗双脚。每晚临睡前泡洗 1 次，每次 40 分钟，20 天为一疗程。适用于气阴两虚型糖尿病，症见多饮、多尿、乏力、消瘦、抵抗力弱、易患外感、舌质暗淡、脉细弱。

 黄芪伸筋草水

黄芪 30 克，鸡血藤、威灵仙、伸筋草各 25 克，当归、白芍、独活、桑寄生各 20 克，红花、牛膝、桂枝、木瓜各 15 克。将诸药加清水适量，浸泡 10 分钟后，水煎取汁 3000 毫升，放入脚盆中，先熏患肢，待温度适宜时洗浴患处，同时用柔软的纱布蘸药液自上而下外洗并按摩患

处。每天2次，每次1小时，每剂药用2天，7剂为一疗程，连续2个疗程。补益气血，滋养肝肾，祛风除湿，通络止痛。适用于糖尿病足部感染者。

苦参蛇床子水

苦参、蛇床子、白鲜皮、枯矾、金银花、土茯苓各30克，川椒、

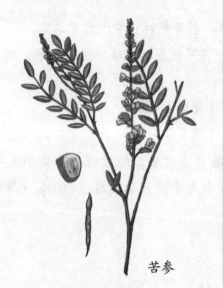

苦参

苍术、黄精、花粉、防风各15克，红紫草、苏叶各10克。将诸药加清水适量，浸泡10分钟后，水煎取汁，放入脚盆中，趁热先熏会阴部，待温度适宜时浴足。每天2次，每次40分钟，每天1剂，连续10天为一疗程。祛风止痒。适用于糖尿病性外阴瘙痒者。

桂枝丹参水

桂枝、制附片、丹参、忍冬藤各50克，生黄芪60克，乳香、没药各20克。将上药加清水适量，煎煮30分钟，去渣取汁，与2000毫升开水一起倒入脚盆中，先熏蒸，待温度适宜时泡洗双脚。每天1次，每次熏泡40分钟，30天为一疗程。温阳通络，活血化瘀，发表散寒，止痛生肌。适用于糖尿病出现趾端坏死症状者。

食疗保健 ▶

瓜蒌羹：鲜瓜蒌根、冬瓜各250克，淡豆豉、精盐各适量。将鲜瓜蒌根、冬瓜分别洗净去皮，冬瓜去子切成片，与豆豉同放锅内加水煮至瓜烂时加盐少许即成。可适量食之，连服3~4周。清热止渴，润燥生津。是治疗糖尿病症状的良方。

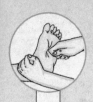

肥胖症

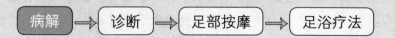

病解 → 诊断 → 足部按摩 → 足浴疗法

【病解】

肥胖是指人体内脂肪堆积过多，显著超过正常人的平均量。

肥胖的判断没有绝对标准，一般可根据标准体重进行判断。标准体重有一种比较简易的计算方法：

男性平均体重（千克）＝身高（厘米）-105

女性平均体重（千克）＝身高（厘米）-100

一般而言，超过标准体重10%者为过重，超过标准体重20%~30%者为轻度肥胖，超过30%~50%者为中度肥胖，超过50%以上者则为重度肥胖。

【诊断】

由于病人肥胖程度不同，表现亦各异。轻度肥胖者一般无任何症状，中度和重度肥胖者有行动缓慢、易感疲劳、气促、负重关节酸痛或易出现退行性病变。男性可有阳痿，女性可有月经量减少、闭经、不孕，常有腰酸、关节疼痛等症状，并易伴发高血压、冠状动脉粥样硬化性心脏病、痛风、动脉硬化、糖尿病、胆石症等。

泡脚按摩疗法有较好的减肥效果，而且不会产生副作用。足部按摩重在调节胃肠道的功能，减少食物的摄入，从而减少脂肪的堆积。

【足部按摩】

（1）穴位按摩

有效穴位：足三里、上巨虚、下巨虚、内庭、三阴交、涌泉等。

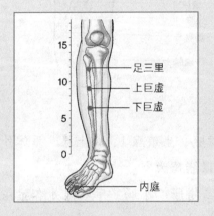
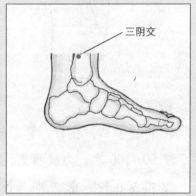

按摩方法：

①按揉足三里、上巨虚、下巨虚各 30~50 次。

②点按三阴交、涌泉各 50~100 次，力度适中。

③掐内庭 10~30 次，以疼痛为佳。

（2）反射区按摩

有效反射区：胃、十二指肠、垂体、甲状腺、肺、肾上腺、肾、输尿管、小肠、膀胱、生殖腺 1 等。

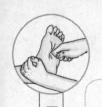

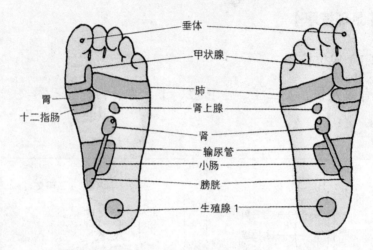

按摩方法：

①食指扣拳，在胃、肾、膀胱、生殖腺1、肾上腺、垂体处各点按50~100次，力度稍重，以胀痛为宜。

②拇指在输尿管、肺、十二指肠、小肠、甲状腺处各推压30~50次，力度稍重，以有得气感为佳。

【足浴疗法】

 茯苓泽泻汤

茯苓、泽泻各30克。将上药择净，放入药罐内，加适量清水，浸泡5~10分钟后，水煎取汁，放入脚盆中，待温时浴足。每天2次，每次10~30分钟，2天1剂，30天为一疗程，连用3~5个疗程。健脾利湿。适用于单纯性肥胖症。

 冬瓜皮水

冬瓜皮200克，何首乌50克，槐角30克。将上药加清水2000毫升，沸后澄出药液倒入脚盆中，先熏蒸，待温度适宜时浸泡双脚。每天2次，每次30分钟，15天为一疗程。利水消肿，降脂提神。适用于肥胖症病人。

豆苗豆腐：豆腐 500 克，豌豆苗尖 500 克。将水煮沸后，把豆腐切块下锅；也可先用菜油煎豆腐一面至黄，再加水煮沸。然后下豌豆苗尖，烫熟即起锅，切勿久煮，佐餐服食。补气，通便，减肥。适用于气虚便秘的肥胖症者。

凉拌莴苣：莴苣 250 克，食盐少许，料酒、味精各适量。将莴苣剥皮洗净，切成细丝，再加食盐少许，搅拌均匀去汁，把调料放入，拌匀即可食用。具有健脾利尿、健美减肥之功效。

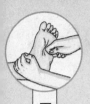

肾 炎

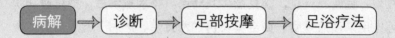

病解 ➡ 诊断 ➡ 足部按摩 ➡ 足浴疗法

【病解】

肾炎可分为急性肾炎与慢性肾炎两种。急性肾炎多见于儿童及青少年，一般认为与甲族B组溶血性链球菌感染有关，是机体对链球菌感染后的变态反应性疾病。该病在中医学中属于"水肿"、"血尿"等范畴。慢性肾炎是指各种病因引起的不同病理类型的双侧肾小球弥漫性或局灶性炎症改变，临床起病隐匿、病程冗长、病情多发展缓慢的一组原发性肾小球疾病的总称，故严格说来它不是一独立性疾病。中医认为本病属"水肿"、"头风"、"虚劳"等范畴。

【诊断】

急性肾炎起病急，病情轻重不一，大多数预后良好，常在1年内痊愈；临床表现为蛋白尿、血尿、管型尿，常有水肿、高血压或短暂的氮质血症，B超检查肾脏无缩小；部分病人有急性链球菌感染史，于感染后1~3周发病。

慢性肾炎起病缓慢，病情迁延，时轻时重，肾功能逐渐减退，后期可出现贫血、视网膜病变及尿毒症；可有不同程度的蛋白尿、血尿、水肿及高血压等；病程中可因呼吸道感染等原因诱发急性发作，出现类似急性肾炎表现，也有部分病人有自动缓解期。食疗对肾炎有很好的疗效。

【足部按摩】

（1）穴位按摩

有效穴位：三阴交、太溪、阴陵泉、足三里、内庭、涌泉等。

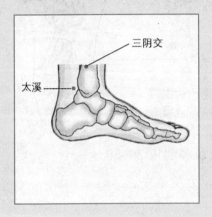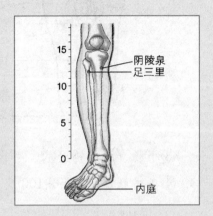

按摩方法：

①点按三阴交、太溪、阴陵泉、足三里、内庭各50~100次，以局部胀痛为宜。

②单指扣拳，按揉涌泉50~100次，以有得气感为宜。

（2）反射区按摩

有效反射区：大脑、垂体、甲状腺、甲状旁腺、肾、肾上腺、脾、输尿管、小肠、膀胱、生殖腺1、腹腔神经丛等。

按摩方法：

①按揉大脑、肾、肾上腺、膀胱、脾、生殖腺1、甲状旁腺各50~100次，力度稍重。

②输尿管由上向下，肺由内向外各推压50~100次，力度适中。

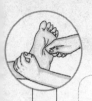

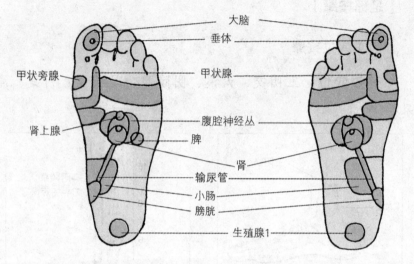

大脑
垂体
甲状旁腺
甲状腺
肾上腺
腹腔神经丛
脾
肾
输尿管
小肠
膀胱
生殖腺1

③小肠、腹腔神经丛、甲状腺各刮压 30~50 次。

④在足底部敲打 50~100 次，力度适中。

【足浴疗法】

 二皮白术水

茯苓皮、大腹皮、白术、山药各 30 克。将上药加清水适量，煎煮 30 分钟，去渣取汁，与 2000 毫升开水一起倒入脚盆中，先熏蒸，待温度适宜时泡洗双脚。每天 1 次，每次熏泡 40 分钟，30 天为一疗程。适用于慢性肾炎。

 薏苡仁水

薏苡仁 30 克，滑石粉、茯苓各 24 克，益母草 18 克，砂仁壳 5 克，肉桂 3 克。将上药加清水适量，

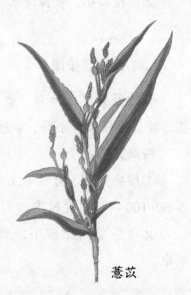

薏苡

煎煮30分钟，去渣取汁，与2000毫升开水一起倒入脚盆中，先熏蒸，待温度适宜时泡洗双脚。每天1次，每次熏泡40分钟，30天为一疗程。健脾利湿，益肾化浊。治疗慢性肾炎。

二桑芹花汤

桑叶、桑枝各50克，芹菜花100克。将芹菜洗净，切段，与桑叶、桑枝同放入药罐中，加清水适量，浸泡5~10分钟后，小火煎煮，得滤液约半脚盆，临睡前趁温浴足，

浸至水冷为止。每天1次，每天1剂，连用7~10天。清热平肝。适用于肾炎伴高血压升高、头晕目眩等病人。

葱茎汤

葱叶及茎适量。将葱叶及茎洗净，切细，放入药罐中，加清水适量，水煎取汁，放入脚盆中，待温度适宜时浴足。每天3~5次，每次10~15分钟，连用7~10天。解表，发汗，利水。适用于肾炎初起、眼睑水肿、小便短少。

🌿 食疗保健▶

泥鳅炖豆腐：泥鳅（去内脏）100克，鲜豆腐100克。去内脏的泥鳅洗净，与鲜豆腐及适量水共煮熟，食泥鳅、豆腐，喝汤。健脾益气，利湿热。可增强健脾利湿之功，适用于肾炎初期。

凉拌翡翠：芹菜、苦瓜各250克，白糖适量，麻油、味精少许。芹菜切段，苦瓜去瓤、子切片。将芹菜、苦瓜用沸水焯过，待凉，加白糖、麻油、味精调味即成。清热解毒，利湿消肿。

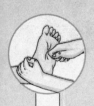
神经衰弱

病解 ➡️ 诊断 ➡️ 足部按摩 ➡️ 足浴疗法

【病解】

神经衰弱是一种以大脑功能性障碍为特征的疾病，属神经官能症的一种类型。本病多见于脑力劳动者，且多与个体素质有关，病人常常性格内向，脆弱多病，身体虚弱，对一些自身不适感觉过分关切。其发病因素有多种，如过度疲劳、中毒、精神创伤等，以上因素引起大脑功能失调，继而自主神经功能紊乱，从而导致一系列症状的产生。本病属于中医学的"不寐"、"郁证"范畴。

【诊断】

衰弱症状：如易疲劳，感到没有精力和脑力迟钝，注意力不集中或不能持久，感到记忆力差。

情绪症状：易烦恼，易激惹，往往有因症状而发生的继发性焦急苦恼。

兴奋症状：容易精神兴奋，表现为回忆和联想增多且控制不住，兴奋伴有不快感而没有言语运动增多。

紧张性疼痛：紧张性疼痛或肢体肌肉酸痛。

睡眠障碍：如入睡困难，为多梦所苦，醒后感到不解乏，睡眠感消失（实际已睡，自感未睡），睡眠觉醒节律紊乱（夜间不眠，白天无精打采和打瞌睡）。

【足部按摩】

（1）穴位按摩

有效穴位： 公孙、然谷等。

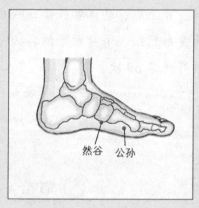

然谷　公孙

按摩方法： 揉搓足小趾，然后揉压然谷、公孙各50次，如配以按压天柱（项后发际内斜方肌之外侧，主治头部僵硬）则效果更好。

（2）反射区按摩

有效反射区： 大脑、垂体、腹腔神经丛、三叉神经、小脑、颈项、甲状腺、心、脾、肾、肾上腺、耳、上身淋巴结、下身淋巴结、内耳迷路、生殖腺等。

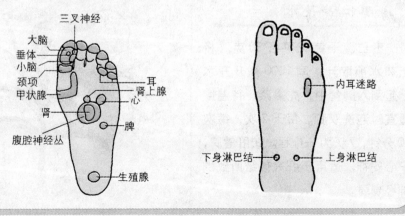

三叉神经
大脑
垂体
小脑
颈项
甲状腺
肾
腹腔神经丛
耳
肾上腺
心
脾
生殖腺
内耳迷路
下身淋巴结　上身淋巴结

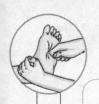

按摩方法：

①大脑、小脑、三叉神经、生殖腺、腹腔神经丛、颈项、耳、甲状腺各推压 50~100 次，力度稍重。

②心、脾、肾、肾上腺、垂体各按揉 50~100 次。

③双指捏按上身淋巴结、下身淋巴结各 30~50 次。

④单指刮压内耳迷路 50 次。

【足浴疗法】

 枸杞大枣水

枸杞子 50 克，大枣 20 枚。将上药加水适量，煎煮 30 分钟，去渣取汁，与 1000 毫升开水同入脚盆中，先熏蒸，待温泡洗双脚。每晚 1 次，每次 40 分钟，10 天为一疗程。滋肾养肝，安神清心。适用于肝肾阴虚所致的神经衰弱。

 枣仁黄花水

枣仁、干黄花菜各 30 克。将上药水煎取汁，同 1000 毫升开水一起倒入脚盆中，先熏蒸，待温度适宜时泡洗双脚。每天 2 次，每次 40 分钟，7 天为一疗程。疏肝健脾，宁心安神。适用于肝气郁结所致的神经衰弱。

 百合水

鲜百合 100 克，酸枣仁 20 克，远志 15 克。将鲜百合浸泡一夜，与酸枣仁、远志加水 2000 毫升煮沸，取汁入盆中，先熏蒸，待温度适宜时浸泡双脚。每天睡前 1 次，每次 30 分钟，7 天为一疗程。安神宁心，益气补中。对神经衰弱型失眠、多梦很有效。

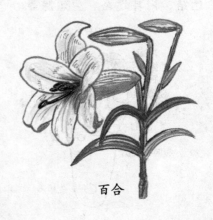

百合

党参首乌水

党参、何首乌、桑葚子各25克，当归、白术、黄芪各20克。将上药加水适量，煎煮20分钟，去渣取汁，与1000毫升开水同入脚盆中，先熏蒸，待温度适宜时泡洗双脚。每天1次，每次40分钟，15天为一疗程。健脾养心，益智安神。适用于神经衰弱型失眠、多梦、健忘、疲乏无力以及脑功能减退等症。

食疗保健 ▶

龙眼大枣汤：龙眼肉30克，大枣40克。将大枣洗净，与龙眼同置沙锅中，加水适量，小火煨炖约半小时即可，喝汤，吃龙眼和大枣。补血益气，健脾养胃，宁心益智。适用于贫血、神经衰弱等症。

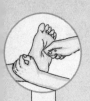

三叉神经痛

病解 ➡ 诊断 ➡ 足部按摩 ➡ 足浴疗法

【病解】

三叉神经痛是常见的病症，多发生于40岁以上的中老年人，其特点是三叉神经分布区域内出现阵发性、反复发作的剧烈疼痛，疼痛发生急骤、剧烈，间歇期长短不定，短者仅数秒，长者数小时。大多数情况下活动时易发作，如咀嚼、刷牙、洗脸、说话、打喷嚏、进食、转头都可引发。多为单侧面痛。本病中医称为"面痛"。

【诊断】

（1）面部或额部的阵发性疼痛，持续几秒至2分钟。

（2）疼痛至少有下列特点中的4项：①沿三叉神经的一支或几支散布；②特征为突发、剧烈、尖锐、浅表、刀刺样或烧灼样；③疼痛剧烈；④精神长期紧张，头部的外伤和振动会引发三叉神经痛的发作，或因某些日常活动诱发，如吃饭、说话、洗脸、刷牙等；⑤发作以后，病人完全无症状。

（3）无神经系统体征。

（4）每个病人有其刻板的发作。

【足部按摩】

（1）穴位按摩

有效穴位：陷谷、内庭、行间、太冲、三阴交等。

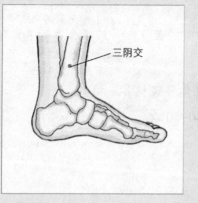

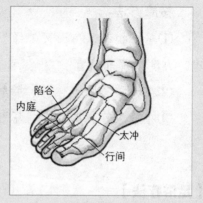

按摩方法：

①揉按三阴交 30~50 次，力度适中。

②拇指按压陷谷、内庭、太冲、行间各 50~100 次。

（2）反射区按摩

有效反射区： 三叉神经、眼、鼻、口、耳、肾、输尿管、膀胱、大脑、脑干、肺等。

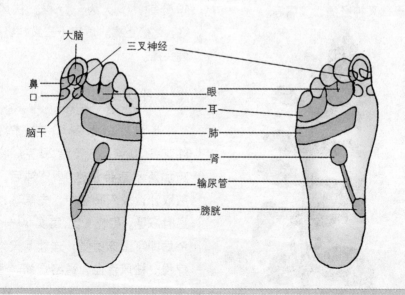

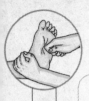

按摩方法：

①单指扣拳，在三叉神经、眼、鼻、口、耳处各点按 50~100 次，力度以疼痛为宜。

②在大脑、脑干、肾、膀胱处各按揉 30~50 次。

③在输尿管、肺处各推压 30~50 次。

【足浴疗法】

 艾叶水

艾叶 50 克，菊花 30 克，薄荷 15 克。将上药加适量清水泡 30 分钟，煎数沸，同 1000 毫升开水一起倒入脚盆中，趁热熏蒸，待温度适宜时泡洗双脚。每天 2 次，每次 30 分钟。祛风活血，清热止痛。适用于三叉神经痛、头痛等。

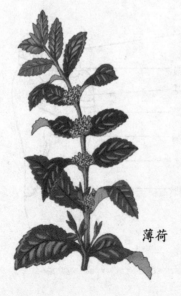

薄荷

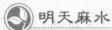 明天麻水

明天麻 30 克，双钩藤、白芍各 20 克，蔓荆子、刺蒺藜各 15 克。将上药用清水洗净，加水煎煮 30 分钟，去渣取汁，与 1500 毫升开水同入脚盆中，先熏蒸，待温度适宜后浴足。每天临睡前 1 次，每次 40 分钟，10 天为一疗程。祛风通络，化瘀止痛。适用于三叉神经痛、偏头痛。

半夏水

半夏、白术各 50 克，陈皮、红花各 30 克，五灵脂 20 克。将上药加清水适量浸泡 10 分钟后，水煎取汁，放入脚盆中，先熏蒸，待温时浴足。每晚 1 次，每次 30 分钟，浴后即可上床睡觉，连续 5 天为一疗程。祛风活血，通络止痛。适用于三叉神经痛、血管神经性头痛。

西兰花炒胡萝卜：西兰花、花菜、胡萝卜、红辣椒各适量，盐、鸡精、淀粉各少许。将西兰花、花菜切成小朵，胡萝卜去皮、切片，红辣椒去子、切块，待用；全部蔬菜放入温油中炒一下；内留少许底油，下入全部原料翻炒，用盐、鸡精调味，再用淀粉勾芡即成。在食疗的同时，病人配合对症的治疗与生活起居，是完全可以治愈三叉神经痛这一顽疾的。

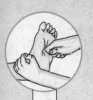

痔疮

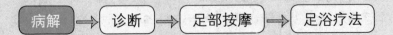

病解 → 诊断 → 足部按摩 → 足浴疗法

【病解】

俗话说"十人九痔"。痔疮是成年人极为常见的疾病，会随年龄增长而使发病率增高。痔疮是在肛门或肛门附近因为压力而伸出隆起的血管，这些由于扩大、曲张所形成的柔软静脉团，类似腿部的静脉曲张，但痔疮常常会出血、栓塞或团块脱出。

得痔疮的原因很多，如习惯性便秘、妊娠和盆腔肿物、年老久病、体弱消瘦、长期站立或久坐、运动不足、劳累过度、进辛辣饮食过多、冬季缺乏蔬菜、肠道慢性炎症等。

【诊断】

湿热下注型痔疮： 肛门坠胀疼痛，大便下血，血色混浊，排便不畅，便时有物脱出，里急后重，身重困乏，核痔渐红，舌红苔黄腻，脉弦滑。

气血两虚型痔疮： 以痔脱出为主，肛门坠胀，便时有物脱出，需用手还纳，少气懒言，便色多淡量多，头晕目眩，舌淡苔白，脉细无力。

【足部按摩】

（1）穴位按摩

有效穴位： 承山、委中、足三里、上巨虚、下巨虚、涌泉等。

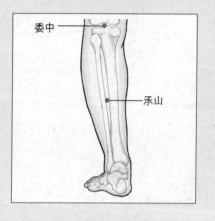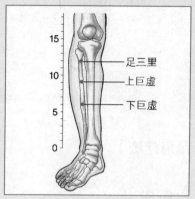

按摩方法：

①点按承山、委中、足三里、上巨虚、下巨虚各 30~50 次。

②单指扣拳，顶点涌泉 50~100 次，力度稍重，以酸痛为宜。

（2）反射区按摩

有效反射区： 肛门、直肠、小肠、甲状旁腺、腹腔神经丛、下身淋巴结、内尾骨等。

按摩方法：

①腹腔神经丛、小肠、内尾骨各推压 50~100 次。

②直肠、肛门、下身淋巴结各捏按 50~100 次。

③甲状旁腺按揉 30~50 次。

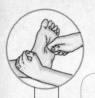

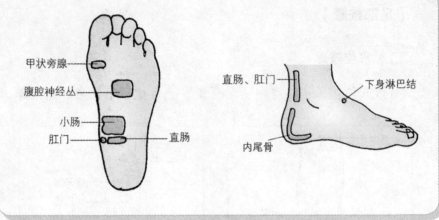

甲状旁腺
腹腔神经丛
小肠
肛门
直肠

直肠、肛门
内尾骨
下身淋巴结

【足浴疗法】

 痔疮浴方

黄芩、黄柏、金银花、马鞭草、车前草、败酱草、延胡索、赤芍、蒲公英各 30 克，明矾、朴硝各 5 克。将诸药择净，放入药罐内，加水 2000 毫升，煮沸 10 分钟

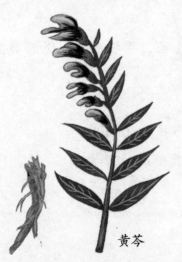

黄芩

后，将药液倒入浴盆中，盆的口径以刚能坐进去为宜，纳入明矾、朴硝搅匀，先坐在盆上，使热气熏蒸肛门，待水温降至 40℃ 左右时，再坐入药液中浸泡 20~30 分钟，同时浴足，每天早晚各 1 次，连用 7~10 天。本方可清热解毒、消肿止痛。适用于痔疮。

 苦参石菖蒲汤

苦参 50 克，金银花、白芷、野菊花、蛇床子、地肤子、地榆、明矾各 30 克，石菖蒲 10 克。将诸药择净，放入药罐中，加清水适量，浸泡 5~10 分钟后，水煎取汁，放入浴盆中，纳入明矾溶化，待温度适宜时坐浴，同时浴足。每天 2~

3次，每次 20~30 分钟，每天 1 剂，连用 7~10 天。本方可清热解毒、消肿止痛。适用于痔疮肿胀疼痛、不能还纳。

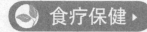

食疗保健 ▶

绿豆冬瓜汤：绿豆 150 克，冬瓜 500 克，食盐少许，猪油适量。冬瓜去皮，与绿豆同煮至烂熟，放入食盐、猪油即成，分 3 次服食绿豆、冬瓜，喝汤。方中绿豆、冬瓜均有清热解毒之功。适用于实热所致痔疮病人。

清蒸茄子：茄子 1~2 个，食用油、食盐适量。将茄子洗净，放碟内，加食用油、食盐隔水蒸熟，佐餐食。清热消肿，止痛。适用于内痔发炎肿痛、初期内痔便血、痔疮便秘等病症的辅助治疗。

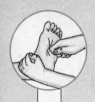

颈椎病

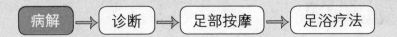

病解 → 诊断 → 足部按摩 → 足浴疗法

【病解】

颈椎病又称颈椎综合征，是指颈椎及其周围软组织，如颈间盘、后纵韧带、黄韧带、脊髓鞘膜等发生病理改变而导致颈神经根、颈部脊髓、椎动脉及交感神经受到压迫或刺激而引起的综合征群。该病好发于 40 岁以上成年人，无论男女皆可发生，是临床常见多发病。

【诊断】

颈椎病多因身体虚弱、肾虚精亏、气血不足、濡养欠乏，或气滞、痰浊、瘀血等病理产物积累，致经络瘀滞、风寒湿邪外袭，痹阻于太阳经脉，致经隧不通、筋骨不利而发病。

其临床症状多为头颈、肩臂麻木疼痛，重者肢体酸软乏力，甚则大小便失禁、瘫痪。部分病人可有头晕、耳鸣、耳痛和握力减弱及肌肉萎缩等。如能每天坚持泡脚按摩，多数病人会收到很好的疗效。

【足部按摩】

（1）穴位按摩

有效穴位：申脉、昆仑等。

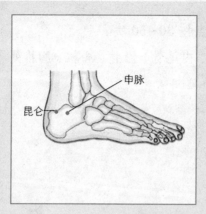

按摩方法：在昆仑、申脉处各捏揉 50~100 次，每天 2 次，力度以酸痛为宜。

（2）反射区按摩

有效反射区：三叉神经、大脑、小脑、颈项、斜方肌、内尾骨、骶骨、腰椎、胸椎、颈椎等。

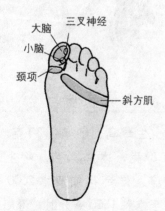

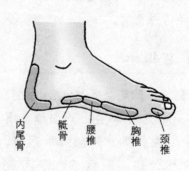

按摩方法：

①扣指法在颈椎、颈项、三叉神经、小脑处各推压 50~100 次，力度稍重，以疼痛为佳。

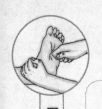

②在大脑处点按 30~50 次。

③在斜方肌、内尾骨、骶骨、腰椎、胸椎处各推揉 30~50 次，力度稍轻。

【足浴疗法】

 当归水

当归 30 克，川芎、红花、刘寄奴、路路通各 20 克，桑枝、白芥子各 15 克。将上药加清水适量，煎煮 30 分钟，去渣取汁，与 2000 毫升开水一起倒入脚盆中，先熏蒸，待温度适宜时泡洗双脚。每天 2 次，每次熏泡 40 分钟，中病即止。可活血化瘀，行气通络，除湿涤痰。用于治疗颈椎病。

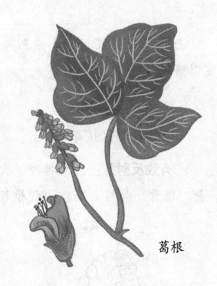

葛根

 葛根水

葛根、伸筋草各 50 克，白芍、丹参、秦艽各 30 克，鸡血藤、桑枝各 20 克。将上药加清水适量，浸泡 20 分钟，煎数沸，取药液与 1500 毫升开水同入脚盆中，趁热熏蒸，待温度适宜时泡洗双脚。每天 2 次，每次 40 分钟，中病即止。活血祛瘀，理气止痛，舒筋通络，消瘀散结。适用于各型颈椎病。

生草乌水

生草乌、细辛各 30 克，洋金花 20 克，冰片 25 克。将生草乌、细辛、洋金花加清水 2000 毫升，煎至水剩 1500 毫升时，澄出药液，倒入脚盆中，置入冰片，先熏蒸，待温度适宜时泡洗双脚。每天 2 次，每次 40 分钟，中病即止。祛风散寒，通络止痛。用于治疗颈椎、腰椎及老年骨关节痛等症。

　　天麻炖鱼头：天麻10克，鲜鳙鱼头1个，生姜3片。将天麻、鳙鱼头、生姜放炖盅内，加清水适量，隔水蒸熟，调味即可。补益肝肾，祛风通络。适用于颈动脉型颈椎病。

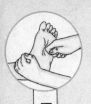

肩周炎

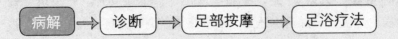

病解 → 诊断 → 足部按摩 → 足浴疗法

【病解】

肩周炎是俗称，全名叫肩关节周围炎。肩周炎多为单侧发病，也有极少数病人双侧同时发病。肩部疼痛，活动不便，有时夜间痛醒，后期则表现为肩关节粘连，活动功能明显受限。病人常不能做背手、梳头、系腰带、穿衣等动作。肩部肌肉有僵硬、紧张或萎缩现象，同时肩关节周围有明显压痛。

【诊断】

肩部疼痛： 起初阵发性疼痛，多数为慢性发作，以后疼痛逐渐加剧或钝痛或刀割样痛。气候变化、劳累后或者偶然受到撞击常使疼痛加重。"昼轻夜重"为本病一大特点。

肩关节活动受限： 肩关节向各个方向活动受限，随着病情进展甚至梳头、穿衣、洗脸、叉腰等动作均难以完成。特别是严重时肘关节功能也可受影响，屈肘时手不能摸到同侧肩部，尤其在手臂后伸时不能完成屈肘动作。

怕冷： 患肩周炎者怕冷，即使在暑天肩部也不敢吹风。

压痛： 多数病人在肩关节周围可触到明显的压痛点。

肌肉痉挛与萎缩： 三角肌冈上肌等肩周围肌肉早期可出现痉挛，晚期可发生废用性肌萎缩，出现肩峰突起上举不便、后弯不利等典型症状。此时疼痛症状反而减轻。

【足部按摩】

（1）穴位按摩

有效穴位：昆仑、申脉、隐白、至阴等。

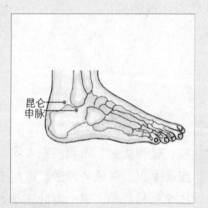
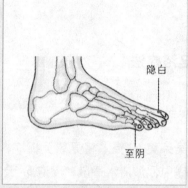

按摩方法：

①在昆仑、申脉各捏揉 30~50 次，力度以酸痛为宜。

②掐按隐白、至阴各 30~50 次，力度稍轻。

（2）反射区按摩

有效反射区：肩、颈项、斜方肌、肩胛骨、上臂等。

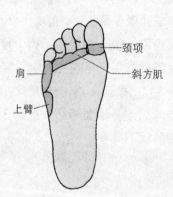
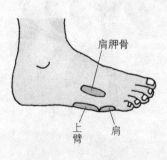

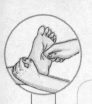

按摩方法：

①点按肩、上臂、斜方肌各 100 次，力度以酸胀为宜。

②按揉颈项 50~100 次，力度适中。

③推压肩胛骨 50~100 次，力度以胀痛为宜。

【足浴疗法】

 吴茱萸汤

吴茱萸 10 克。将吴茱萸择净，放入锅中，加清水适量，浸泡 5~10 分钟，水煎取汁，放入脚盆中，待温度适宜时浴足。每天早晚各 1 次，每次 30 分钟，每天 1 剂。药渣捣烂敷于双足心涌泉穴处，敷料包扎，胶布固定，每天换药 1 次，连用 3~5 天。可温肾降逆。适用于颈椎病所致眩晕、恶心呕吐、动则尤甚者。

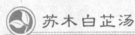 **苏木白芷汤**

苏木、白芷各 30 克，当归、桂枝、红花、鸡血藤、仙鹤草各 15 克。将诸药择净，装入布袋中，扎紧袋口，放入锅中，加清水适量，浸泡 5~10 分钟后，水煎煮沸，取药袋外敷于颈椎处，每次 1~2 小时。余药取汁放入脚盆中，待温度适宜时浴足。每天早晚各 1 次，每次 30 分钟，隔天 1 剂，连用 7~10 剂。祛风除湿，活血通络。适用于颈椎病颈项不适者。

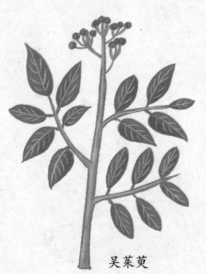

吴茱萸

白芍桃仁粥：白芍 20 克，桃仁 15 克，粳米 60 克。先将白芍水煎取汁，约 500 毫升；再把桃仁去皮尖，捣烂如泥，加水研汁，去渣；用二味汁液同粳米煮为稀粥，即可食用。具有养血化瘀、通络止痛之效。适用于肩周炎晚期瘀血阻络者。

桑枝鸡汤：老桑枝 60 克，老母鸡 1 只，盐少许。将桑枝切成小段，与鸡共煮至烂熟汤浓即成，加盐调味，饮汤吃肉。具有祛风湿、通经络、补气血之效。适用于肩周炎慢性期而体虚风湿阻络者。

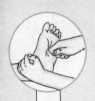

风湿性关节炎

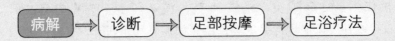

病解 → 诊断 → 足部按摩 → 足浴疗法

【病解】

风湿性关节炎是一种常见的急性或慢性结缔组织炎症，可反复发作并累及心脏。中医称本病为"三痹"，根据感邪不同及临床主要表现，有"行痹"、"痛痹"、"着痹"的区别，其病机主要为风寒湿邪三气杂至，导致气血运行不畅、经络阻滞。

【诊断】

风湿性关节炎有两个特点：一是关节红、肿、热、痛明显，不能活动，发病部位常常是膝、髋、踝等下肢大关节，其次是肩、肘、腕关节，手足的小关节少见；二是疼痛游走不定，一段时间是这个关节发作，一段时间是那个关节不适，但疼痛持续时间不长，几天就可消退。

【足部按摩】

（1）穴位按摩

有效穴位：太溪、照海、阳陵泉、足三里、涌泉等。

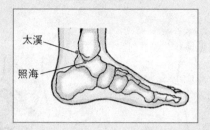

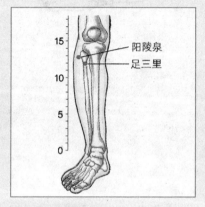

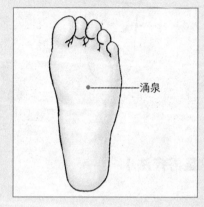

按摩方法：

①捏揉太溪、照海各30~50次。

②点按阳陵泉、足三里各50~100次，力度以酸痛为宜。

③擦涌泉50~100次，力度稍重。

（2）反射区按摩

有效反射区：膝关节、肩关节、肘关节、肩胛骨、髋、上身淋巴结、肾上腺、膀胱、肝、胆等。

按摩方法：

①食指扣拳，在膝关节、肘关节、肩关节、膀胱、肾上腺、肝、胆处各按揉50~100次，力度稍重，以疼痛为宜。

②在肩胛骨、髋处各捏揉30~50次，力度适中。

③在上身淋巴结处点按50~70次，力度稍轻。

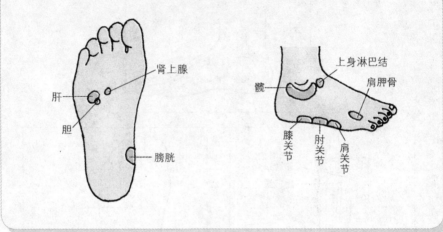

肾上腺

肝

胆

膀胱

上身淋巴结

肩胛骨

髋

膝关节

肘关节

肩关节

【足浴疗法】

伸筋草秦艽水

伸筋草、秦艽、桑树根各30克。将上药加清水2000毫升，煎沸10分钟后，取药液倒入脚盆内，

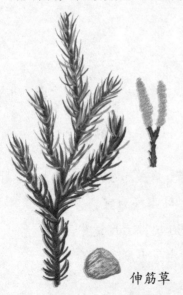

伸筋草

先熏蒸患处，待温时浸泡双脚。每天1次，每次30分钟，10次为一疗程。主治风湿性关节炎。

四枝水

椿树枝、柳树枝、桑树枝、榆树枝各100克。将上药加清水2000毫升，煎至水剩1500毫升时，澄出药液，倒入脚盆中，先熏蒸，待温度适宜时泡洗双脚。每晚临睡前泡洗1次，每次40分钟，20天为一疗程。治疗风湿性关节炎引起的关节痛。

姜葱花椒水

生姜、花椒各60克，葱500

克。将上药加清水 2000 毫升，煎至水剩 1500 毫升时，澄出药液，倒入脚盆中，先熏蒸患处，以患处出汗为度，待温度适宜时泡洗双脚。每晚临睡前泡洗 1 次，每次 40 分钟，20 天为一疗程。适用于风湿性腰腿痛。

食疗保健 ▸

玫瑰归红汤：玫瑰花 20 克，当归 15 克，红花 10 克。水煎 2 次，每次用水 300 毫升，煎半小时，两次药液混合，分 2 次趁热用黄酒冲服。适用于急慢性风湿、类风湿性关节炎。

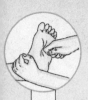

痤 疮

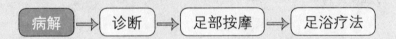

病解 ⟶ 诊断 ⟶ 足部按摩 ⟶ 足浴疗法

【病解】

痤疮，俗称"粉刺"，亦称"青春痘"，多见于青年男女面部，好发部位为眼眉外端、鼻根部、前额及耳后。典型症状为针头大小、顶端呈黑色的丘疹。常于感染后发生脓疮或脓肿，愈后亦可残留细碎瘢痕。

【诊断】

病人多为青春期男女，发生在颜面和躯干上部等皮脂腺丰富部位。皮损为毛囊性丘疹、脓疱、结节、囊肿、黑头粉刺和瘢痕，伴有皮脂溢出，呈慢性经过。

【足部按摩】

（1）穴位按摩

有效穴位：足三里、下巨虚、足窍阴、三阴交、涌泉等。

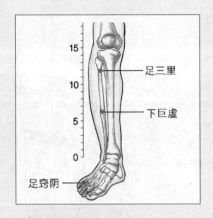

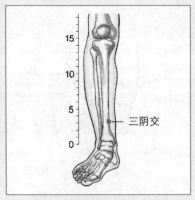

按摩方法:

①按揉足三里、下巨虚、三阴交各50~100次,力度以酸痛为宜。

②掐按足窍阴50次,力度稍轻。

③掌根擦揉涌泉50~100次,力度稍重,以有得气感为佳。

（2）反射区按摩

有效反射区: 胃、十二指肠、肺、脾、肾、肾上腺、输尿管、膀胱、肛门、小肠、升结肠、横结肠、降结肠、直肠、上身淋巴结、生殖腺等。

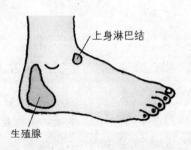

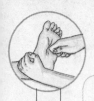
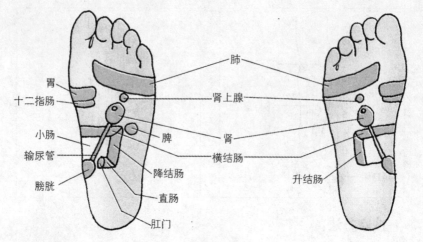

按摩方法：

①双指扣拳，在胃、十二指肠、小肠、升结肠、横结肠、降结肠、直肠、肺、输尿管、生殖腺处各推压 100 次，力度轻缓，以酸胀为宜。

②单指扣拳，在肾、脾、膀胱、肛门、肾上腺、上身淋巴结处各点揉 50~100 次。

【足浴疗法】

 白果天仙子水

白果、天仙子、赤石脂、密佗僧、硫黄、樟脑各 10 克，冰片 3 克。将上药中的前六味加清水 2000 毫升，煎至水剩 1500 毫升时，澄出药液，倒入盆中，纳入冰片，先熏蒸擦洗患处，待温度适宜时泡洗双脚。每晚临睡前泡洗 1 次，每次 40 分钟，20 天为一疗程。收湿散结，清热化瘀。主治痤疮。

 马齿苋银花水

马齿苋、金银花、山豆根、绵茵陈、紫丹参、黄柏、苦参各 15 克，山栀子、川芎、苍术各 10 克，细辛 5 克。将上药加清水适量，浸泡

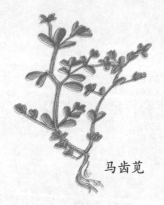

马齿苋

20分钟，煎数沸，取药液与1500毫升开水同入盆中，趁热熏蒸擦洗患处，待温度适宜时泡洗双脚。每天2次，每次40分钟，10天为一疗程，连用2个疗程。清热利湿，解毒消肿。主治痤疮。

🌿 食疗保健▸

石膏莲子粥：石膏40克，莲子27克，枇杷叶、菊花各13克，糙米75克。将糙米、莲子淘净，余药用药布包好，同入锅中，加清水适量煮至粥熟后，去药包服食，每天1次。清热泻肺，解毒散结。适用于痤疮。

茄汁炒藕片：鲜藕300克（切片），番茄100克（取汁），调料适量。先将藕片用菜油煸炒，然后加入调料，将熟时加入番茄汁即可。清热除湿，凉血益阴，是治疗痤疮属湿热上蒸证的常用食疗方。

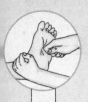

腰 痛

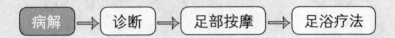

病解 → 诊断 → 足部按摩 → 足浴疗法

【病解】

腰痛是指以腰部疼痛为主要症状的一类病证，可表现在腰部的一侧或两侧。中医把腰痛分为湿热腰痛、寒湿腰痛、瘀血腰痛和肾虚腰痛。腰痛的中医辨证治疗，实者以祛邪活络为要，虚者以补肾壮腰为主，兼调养气血。

【诊断】

湿热腰痛：湿热腰痛表现为疼痛剧烈，弛痛烦扰，痛处多热。会因暑热、腰部受热而加重，会因环境变冷而有所缓解，拒按。常伴有口渴不欲饮，尿黄赤，或午后身热，微汗出。

寒湿腰痛：寒湿腰痛表现为遇冷腰疼剧烈，通常阴雨和寒冷季节，腰受寒湿而腰疼加重，喜欢温暖、喜揉喜按。严重的会有体倦乏力、食少腹胀或手足不温。

瘀血腰痛：瘀血腰痛表现为痛处固定，或胀痛，或如锥刺，可持续不解。通常夜间会加重，白天会减轻。有时伴有颜面色晦、唇暗、活动不利，甚则不能转侧等症状。

肾虚腰痛：肾虚腰痛表现为其痛绵绵，酸楚如折，时作时止，酸软为主。会因劳累而加重，休息时又会有所缓解。常伴有膝腿无力。

【足部按摩】

（1）穴位按摩

有效穴位： 阳陵泉、足三里、大敦、隐白、委中、承山、昆仑、涌泉等。

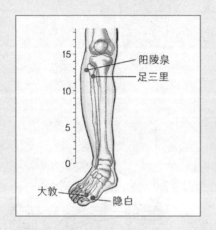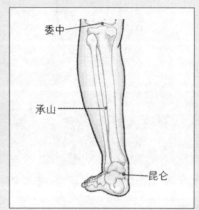

按摩方法：

①按揉阳陵泉、足三里、委中、承山、昆仑各30~50次，力度以酸痛为宜。

②掐大敦、隐白各30~50次，力度稍轻。

③擦涌泉50~100次，以有得气感为佳。

（2）反射区按摩

有效反射区： 肾、输尿管、膀胱、内尾骨、骶骨、腰椎、胸椎、颈椎等。

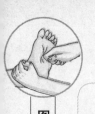

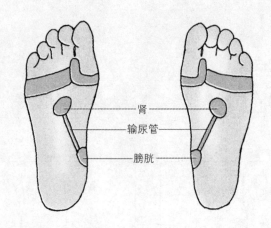

肾
输尿管
膀胱

按摩方法：

①按揉骶骨、腰椎、胸椎、颈椎、内尾骨各 100 次，力度不可太重，特别是腰椎、胸椎处。

②按揉肾、膀胱各 30~50 次，力度适中，以胀痛为宜。

③刮压输尿管 50~100 次。

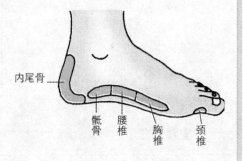

内尾骨

骶骨　腰椎　胸椎　颈椎

【足浴疗法】

 独活牛膝水

独活、牛膝各 50 克，防风 30 克，人参、细辛各 20 克。将上药加清水 2000 毫升浸泡后煎煮，煎至水剩 1500 毫升时，澄出药液，倒入脚盆中，先用毛巾蘸药液热敷腰痛部位，待温度适宜时泡洗双脚。每天 2 次，每次 40 分钟，15 天为一疗程。补肾健胃，祛湿止痛。用于治疗慢性腰痛、坐骨神经痛。

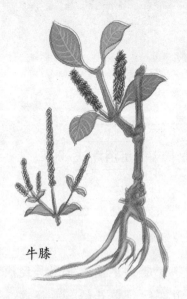

牛膝

 白芍红花水

　　白芍 50 克，红花 30 克，桂枝、独活、威灵仙各 20 克，杜仲、甘草各 15 克。将上药加清水适量，煎煮 30 分钟，去渣取汁，与 2000 毫升开水一起倒入脚盆中，先用毛巾蘸药液热敷腰痛部位，待温度适宜时泡洗双脚。每天早晚各 1 次，每次熏泡 40 分钟，10 天为一疗程。祛风止痛，活血化瘀，滋肾利水。用于治疗慢性腰腿痛。

食疗保健 ▶

　　虾皮炒韭菜：韭菜 300 克，白虾皮 20 克，花生油 40 克，精盐、味精各适量。韭菜洗干净，切 3 厘米长的段，备用；用清水将虾皮洗净，挤干水分。锅置火上，放油，大火烧至七八成热，先下虾皮速炒一下，随即下入韭菜及精盐，用大火急炒，至韭菜翠绿、快出汁时，加入味精和少量水，连续翻炒几下，即可出锅。补肾益精，壮阳散血。此方是治疗腰痛的有效良方，可经常食用。

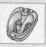
痛经

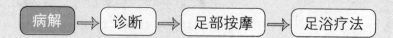

病解 ➡ 诊断 ➡ 足部按摩 ➡ 足浴疗法

【病解】

　　痛经是指月经来潮及行经前后出现下腹部疼痛。它属月经病范畴，是妇科常见病症。痛经的症状一般在行经前开始，有痛感，逐渐加剧，历时数小时或两三天不等，疼痛多为下腹部绞痛、胀痛或坠痛，有小腹凉、得热痛减轻的感觉，常伴有消化系统症状，如恶心呕吐、腹泻、尿频等，还可伴头痛、冷汗、虚脱等。痛经多因气滞血瘀、寒湿凝滞、气血虚损等因所致。气血瘀阻、冲任失调，不通则痛，故发生痛经。

【诊断】

　　原发性痛经：指经妇科检查，生殖器官无明显器质性病变者，多发生于月经初潮后2~3年的青春期少女或未生育的年轻女性。

　　继发性痛经：指经妇科检查、B超检查、腹腔镜检查，生殖器官有明显的器质性病变者，如患有盆腔炎、子宫肌瘤、子宫内膜异位症等。

【足部按摩】

（1）穴位按摩

有效穴位：太冲、大敦、公孙、然谷、水泉、涌泉等。

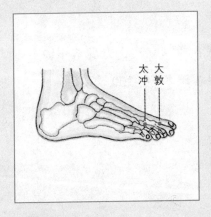

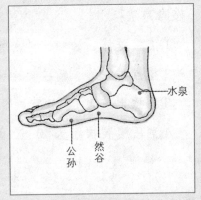

按摩方法：

①按揉太冲、水泉、公孙、然谷各 30~50 次。

②掐按大敦 30~50 次，力度适中。

③点揉涌泉 100 次，力度稍重。

（2）反射区按摩

有效反射区：垂体、独阴、生殖腺 1、甲状腺、肺、心、肝、肾、肾上腺、脾、腹腔神经丛、输尿管、膀胱等。

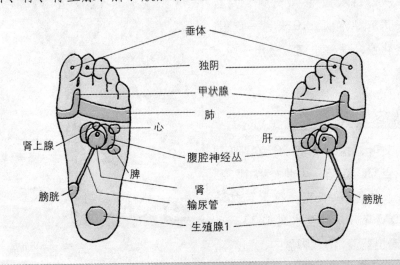

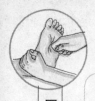
按摩方法：

①点按垂体、独阴、肾上腺各30~50次，力度适中。

②重点推按肺、输尿管、甲状腺各50~100次。

③按揉生殖腺1、膀胱、肾、心、肝、脾各30~50次。

④刮压腹腔神经丛30~50次。

【足浴疗法】

 肉桂延胡水

　　肉桂3克，三棱、莪术、红花、当归、丹参、五灵脂、延胡索各10克，木香6克。将上药加清水适量，煎煮30分钟，去渣取汁，与2000毫升开水一起倒入脚盆中，先熏蒸，待温度适宜时泡洗双脚。每天早晚各1次，每次熏泡40分钟，月经前一周开始泡脚，10天为一疗程。温经化瘀，理气止痛。适用于原发性痛经。

 艾叶香附水.

　　艾叶、益母草各20克，延胡索、当归、赤芍、小茴香各15克，红花、香附各10克。将上药加清水2000毫升，煎至水剩1500毫升时，澄出药液，倒入脚盆中，先熏蒸，待温度适宜时泡洗双脚。每晚临睡

前泡洗1次，每次40分钟，于经前10天开始，月经干净止。祛寒通经，理气活血。适用于原发性痛经。

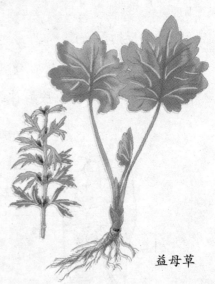

益母草

 大蒜玄参水

　　大蒜60克，玄参、生地黄、当归、白芷、赤芍各40克，肉桂30

克。将上药加清水 2000 毫升，煎至水剩 1500 毫升时，澄出药液，倒入脚盆中，先熏蒸，待温度适宜时泡洗双脚。每晚临睡前泡洗 1 次，每次 40 分钟，月经前 10 天开始泡脚，直至月经干净止。可清热凉血，逐瘀止痛。适用于血热夹瘀型痛经，症见经期腹痛、下血鲜红、血块红紫、疼痛拒按、刺痛难忍等。

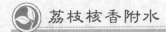 荔枝核香附水

荔枝核、香附各 30 克，黄酒 50 毫升。将上药加清水适量，煎煮 30 分钟，去渣取汁，与 2000 毫升开水一起倒入脚盆中，调入黄酒，先熏蒸，待温度适宜时泡洗双脚。每天 1 次，每次熏泡 40 分钟，于月经前 10 天开始泡脚至行经止。行气通经。适用于以气滞为主的实证痛经。

食疗保健 ▶

韭季红糖饮：鲜韭菜 30 克，月季花 3~5 朵，红糖 10 克，黄酒 10 毫升。将韭菜和月季花洗净压成汁，加入红糖，调入黄酒冲服，服后俯卧半小时。理气，活血，止痛。

姜枣花椒汤：生姜 24 克，大枣 30 克，花椒 9 克。将生姜、大枣洗净，姜切薄片，同花椒一起置锅内加适量水，以小火煎成 1 碗汤汁即成，热服，每天 2 次。温中止痛。适用于寒性痛经。

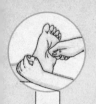

盆腔炎

病解 ➡ 诊断 ➡ 足部按摩 ➡ 足浴疗法

【病解】

盆腔炎是指妇女盆腔内生殖器官的炎症，包括子宫肌炎、子宫内膜炎、输卵管炎、卵巢炎、盆腔结缔组织炎和盆腔腹膜炎。本病属于中医学"腹痛"、"带下病"、"症瘕"、"不孕"、"痛经"等范畴。

【诊断】

急性盆腔炎常见的症状有高热、寒战、头痛、食欲不振和下腹部疼痛。有腹膜炎时可出现恶心、呕吐、腹胀、腹泻的症状。

慢性盆腔炎全身症状不明显，有时可有低热、易感疲乏、精神不振、周身不适、白带增多、失眠等症。当病人抵抗力下降时可急性发作。

【足部按摩】

（1）穴位按摩

有效穴位：太溪、三阴交、中都、地机、阴陵泉、行间、太冲、中封、足三里等。

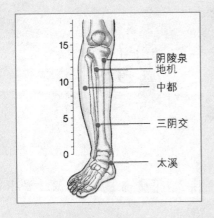
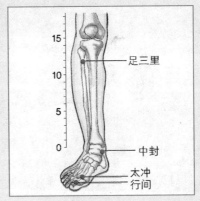

按摩方法：

①拇指捏按太溪、中封、太冲、行间各 100 次，力度稍重。

②单指扣拳，点按中都、地机、阴陵泉、足三里、三阴交各 50~100 次，力度以酸痛为宜。

（2）反射区按摩

有效反射区：肾、肾上腺、脾、肝、胰、子宫、下腹部、生殖腺 1、生殖腺 2、头颈淋巴结、胸部淋巴结、腹部淋巴结、盆腔淋巴结、腹腔神经丛、膀胱、输尿管等。

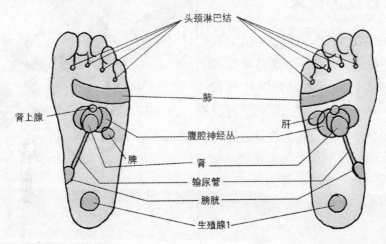

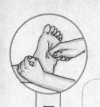
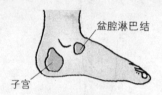

盆腔淋巴结

子宫

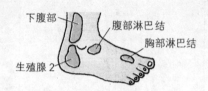

下腹部　腹部淋巴结

胸部淋巴结

生殖腺2

按摩方法：

①按揉子宫、生殖腺1、生殖腺2、下腹部、膀胱、肾、肾上腺、肝、脾、肺各30~50次，力度适中。

②点按盆腔淋巴结、腹部淋巴结、胸部淋巴结、头颈淋巴结各100次，力度稍重，以疼痛为佳。

③推压输尿管50~100次。

④刮压腹腔神经丛50~100次。

【足浴疗法】

 银花连翘水

金银花50克，连翘50克，丹皮、蒲公英、土茯苓、车前草各20克。将上药加清水适量，煎煮30分钟，去渣取汁，与2000毫升开水一起倒入脚盆中，先熏蒸，待温度适宜时泡洗双脚。每天1次，每次熏泡40分钟，10天为一疗程。清热解毒，化瘀利湿。适用于治疗

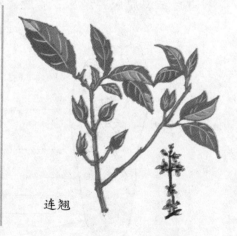

连翘

急性盆腔炎湿热瘀结型。

杏仁半夏水

杏仁、半夏、生薏苡仁、陈皮各30克，淡竹叶、川朴、车前子、泽泻各20克。将上药加清水适量，浸泡10分钟后，水煎取汁，放入脚盆中，待温时泡脚。每天2次，每次30分钟，每天1剂，连续10天为一疗程。清热解毒，宣畅三焦。用于急性盆腔炎。

忍冬藤水

忍冬藤、蜀红藤各30克，大黄、大青叶、牡丹皮各20克。将上药加清水适量，浸泡20分钟，煎数沸，取药液与1500毫升开水同入脚盆中，趁热熏蒸，待温度适宜时泡洗双脚。每天2次，每次40分钟，15天为一疗程。清热解毒，利湿化瘀，活血凉血。适用于治疗盆腔炎。

黄连黄柏水

黄连、黄柏、红藤、败酱草各30克，白花蛇舌草50克，赤芍、川断各20克。将上药加清水2000毫升，煎至水剩1500毫升时，澄出药液，倒入脚盆中，先熏蒸，待温度适宜时泡洗双脚。每晚临睡前泡洗1次，每次40分钟，30天为一疗程。清热解毒，化瘀利湿，疏肝理气。适用于慢性盆腔炎。

食疗保健▶

冬瓜粥：槐花10克，薏苡仁30克，冬瓜仁20克，大米适量。将槐花、冬瓜仁水煎成浓汤，去渣后再放薏苡仁及大米同煮成粥服食。治疗急性盆腔炎。

油菜肉桂粉：油菜子、肉桂各60克。将其研成细粉和匀备用。治疗时，每次取药粉2克，白开水冲服，每天服2次。适用于慢性盆腔炎。

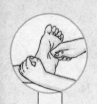

闭 经

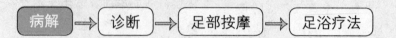

病解 → 诊断 → 足部按摩 → 足浴疗法

【病解】

闭经即不来月经，是妇女常见的一种症状。中医将闭经称为"经闭"，多由先天不足、体弱多病，或多产房劳、肾气不足、精亏血少，大病、久病、产后失血，或脾虚生化不足、冲任血少，情志失调，精神过度紧张，或受刺激、气血淤滞不行，肥胖之人、多痰多湿、痰湿阻滞冲任等引起。

【诊断】

妇女超过18岁仍不来月经叫原发性闭经；已经建立了正常月经周期后，连续3个月以上不来月经叫继发性闭经。青春期前、妊娠后、哺乳期及绝经期后的闭经是正常的，不属于病态。子宫发育异常，如先天性无子宫、刮宫过深、子宫内膜结核以及先天性无卵巢、放疗破坏了卵巢组织，或患有严重贫血、慢性肾炎、糖尿病、甲状腺及肾上腺功能亢进或减退，或环境改变、惊吓、恐惧、过度紧张、劳累等原因均可引起闭经的发生。

【足部按摩】

（1）穴位按摩

有效穴位：足三里、丰隆、三阴交、照海、公孙、足临泣、太冲、行间、涌泉等。

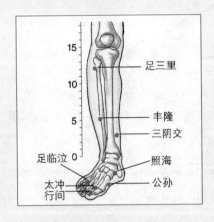

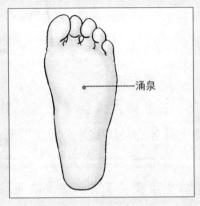

按摩方法：

①点按足三里、丰隆、三阴交、照海、公孙、足临泣、太冲、行间各50次，以局部胀痛为宜。

②按揉涌泉100次，以微感发热为佳。

（2）反射区按摩

有效反射区：肾、肾上腺、膀胱、腹腔神经丛、生殖腺、甲状腺、子宫、肝、胆等。

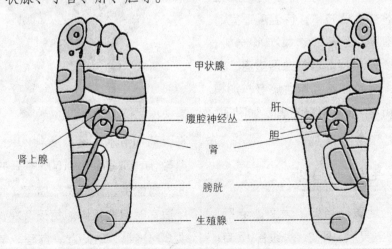

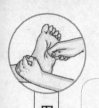

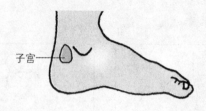

子宫

按摩方法：

①用拇指按揉甲状腺、肾、膀胱、腹腔神经丛、肝、胆、肾上腺各 50~100 次，力度以局部胀痛为宜。

②按压双脚生殖腺，每穴按压 5 分钟，并用食指关节推按双脚生殖腺、子宫，每处各推按 50~100 次。

【足浴疗法】

 当归益母草水

当归 15 克，益母草 25 克，黄芪 12 克，香附 9 克。将上药加清水适量，浸泡 20 分钟，煎数沸，取药液与 1500 毫升开水同入脚盆中，趁热熏蒸脐下，待温度适宜时泡洗双脚。每天 2 次，每次 40 分钟，15 天为一疗程。若气血两虚者，加党参、阿胶；若气滞血瘀者，加枳壳、川芎；若寒湿凝滞者，加附子、茯苓、白术。

 生地当归方

生地黄、当归、大黄、赤芍、桃仁、五灵脂、丹皮、木通各 15 克。

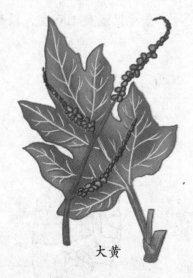

大黄

将上药加清水适量，浸泡 20 分钟，煎数沸，取药液与 1500 毫升开水同入脚盆中，趁热熏蒸脐下，待温度适宜时泡洗双脚。每天 2 次，每次 30 分钟，20 天为一疗程。清热凉血，活血通经。主治热结血闭的实证闭经。

 益母草香附水

益母草、香附、茺蔚子、当归、红花、黄芪各适量。将诸药择净，研为细末，装瓶备用。使用时每次取药末 10~30 克，放入温水中浴足。每晚 1 次，连续 2~3 个月。

食疗保健 ▶

鳖甲炖鸽：鳖甲 50 克，鸽子 1 只。先将鸽子去毛和内脏，再将鳖甲打碎，放入鸽子腹内。共放沙锅内，加水适量，小火炖熟后调味服食，隔天 1 只，每月连服 5~6 次。滋补精血。适用于肝肾不足型闭经。

龙眼粥：干龙眼肉 9 克，薏苡仁 30 克，红糖 1 匙。干龙眼肉与薏苡仁同煮粥，加红糖 1 匙即可食用，每天 1 剂。健脾、养血、调经。适用于气血虚弱型闭经，由经量少、经期延长渐至经闭、神疲乏力、面色少华、发色不泽、舌淡苔少。

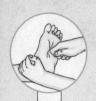

月经不调

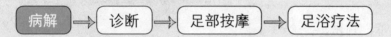

病解 ➡ 诊断 ➡ 足部按摩 ➡ 足浴疗法

【病解】

月经不调是妇科最常见的疾病之一，月经的期、量、色、质的任何一方面发生改变，均称为月经不调。中医认为经水出诸肾，意思是月经病和肾功能有关，和脾、肝、气血、冲脉、任脉、子宫也相关。

【诊断】

经期提前：月经提前指月经周期缩短，短于 21 天，而且连续出现 2 个月经周期以上，属于排卵型功血。基础体温双相，增生期短，仅 7~8 天；或黄体期短于 10 天，或体温上升不足 0.5℃。

经期延迟：月经错后 7 天以上，甚至 40~50 天一行，并连续出现 2 个月经周期以上。有排卵者，基础体温双相，但增生期长，高温相偏低；无排卵者，基础体温单相。

经期延长：月经周期正常，但经期延长，经期超过 7 天以上，甚至两周方净。有炎症者平时小腹疼痛，经期加重，平时白带量多，色黄或黄白、质稠、有味。黄体萎缩不全者同时伴有月经量多；子宫内膜修复延长者在正常月经期后，仍有少量持续性阴道出血。

月经先后不定期：月经提前或延迟，周期或短于 21 天，或长于 35 天。

【足部按摩】

（1）穴位按摩

有效穴位：足三里、地机、三阴交、太冲、涌泉、隐白等。

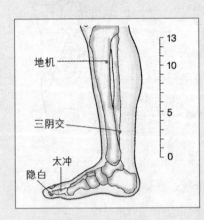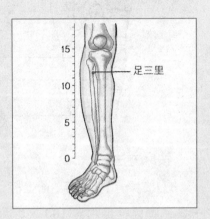

按摩方法：按揉足三里、地机、三阴交、太冲、涌泉、隐白各50次，以局部胀痛为宜。

（2）反射区按摩

有效反射区：肾、肝、脾、肾上腺、输尿管、膀胱、肺、垂体、心、甲状腺、生殖腺、子宫、子宫颈、腹腔神经丛等。

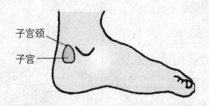

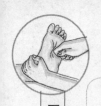

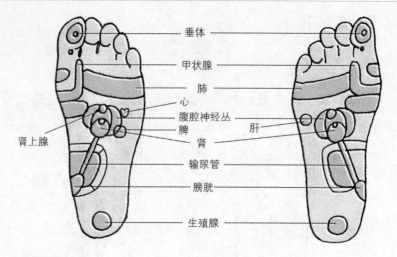

垂体
甲状腺
肺
心
腹腔神经丛
脾　　肝
肾上腺　　　　肾
输尿管
膀胱
生殖腺

按摩方法：

①按揉肾、肝、脾、肾上腺、膀胱、垂体、心、生殖腺、子宫颈、子宫、腹腔神经丛各 100 次，力度以局部胀痛为宜。

②推按输尿管、肺、甲状腺各 100 次，速度以每分钟 30~50 次为宜。

③推按两脚后跟和推擦足心，每天 3 次，每次 15 分钟。

【足浴疗法】

 艾叶干姜水

艾叶、干姜各 50 克，桂枝 35 克，细辛 12 克。将上药加清水适量，煎煮 30 分钟，去渣取汁，与 2000 毫升开水一起倒入脚盆中，先熏蒸脐下，待温度适宜时泡洗双脚。每天 1 次，每次熏泡 40 分钟，10 天为一疗程。温经、散寒、止痛。适

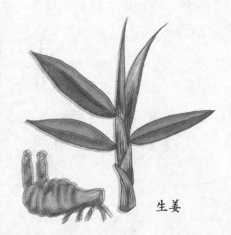

生姜

用于月经延后、月经量少者。

桃仁川芎水

桃仁、皂角刺、延胡索各30克，川芎、青皮各20克。将上药同入锅中，加水适量，煎煮30分钟，去渣取汁，倒入脚盆中，待药液降至50℃左右时泡足。每晚1次，每次30分钟，10天为一疗程。活血化瘀，化瘀调经。主治月经延后、月经量少者。

三地两血水

生地黄、炒地榆、马兰头各30克，地骨皮40克，槐花20克。将上药同入锅中，加水适量，煎煮30分钟，去渣取汁，倒入脚盆中，待药液降至30℃左右时泡足。每晚1次，每次30分钟，10天为一疗程。清热，凉血，止血。适用于月经超前、月经量多者。

芹菜藕节水

鲜芹菜、鲜荠菜各250克，藕节150克。将以上食物同入锅中，加水适量，煎煮30分钟，去渣取汁，倒入脚盆中，待药液降至30℃左右时泡足。每晚1次，每次30分钟，10天为一疗程。清热，凉血，止血。适用于月经超前、月经量多者。

金橘叶香附水

金橘叶60克，香附20克，莱菔子50克。将上药同入锅中，加水适量，煎煮30分钟，去渣取汁，倒入脚盆中，待药液降至40℃左右时泡足。每晚1次，每次30分钟。疏肝理气，解郁调经，主治月经先后不定期、月经量或多或少。

🌿 食疗保健▸

豆腐羊肉汤：豆腐2块，羊肉50克，生姜25克，盐少许。羊肉和豆腐煮熟后加盐即可。饮汤，食肉及豆腐。益气血，补脾胃。用于治疗体虚及妇女月经不调、脾胃虚寒。

鸡冠煮食：公鸡（未经阉割）冠2个，食盐少许。将鸡冠煮熟（不宜过烂），蘸盐吃，每月吃3~5次。养血调经。用于治疗月经不调。

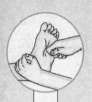

产后缺乳

病解 ➡ 诊断 ➡ 足部按摩 ➡ 足浴疗法

【病解】

产后缺乳是指产后乳汁分泌量少，甚至全无，不能满足婴儿需要。多由产妇身体虚弱、产期出血过多、乳腺发育不良、内分泌失调等因素所致。

本病可归属于中医学的"缺乳"、"乳汁不行"范畴，其病因、病机为气血虚弱，不能化生乳汁，或肝郁气滞、经脉涩滞不通。

【诊断】

产后缺乳表现为乳汁量少或全无，可伴有胸胁、乳房胀满而痛，情绪抑郁不舒、烦躁易怒等，或乳房柔软无胀痛感，伴有面色口唇苍白、心悸气短、疲乏困倦等。

【足部按摩】

（1）穴位按摩

有效穴位：足三里、三阴交、太冲、陷谷、行间、大敦、涌泉等。

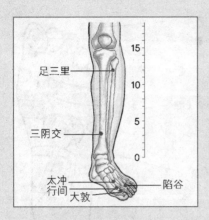
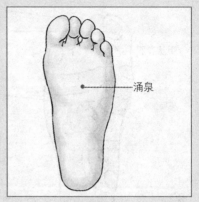

按摩方法：按揉足三里、三阴交、太冲、陷谷、行间、大敦、涌泉各 50 次，以胀痛为宜。

（2）反射区按摩

有效反射区：胸部淋巴结、垂体、大脑、甲状旁腺、肝、肾、肾上腺、生殖腺、胸等。

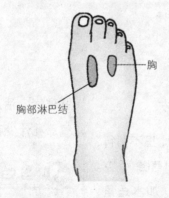

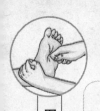

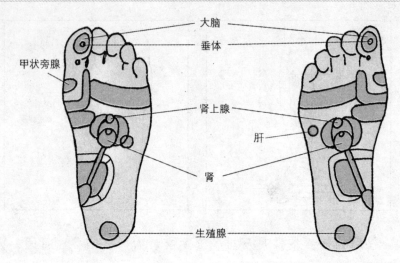

大脑
垂体
甲状旁腺
肾上腺
肝
肾
生殖腺

按摩方法：

①按揉胸部淋巴结、垂体、甲状旁腺、肾上腺、生殖腺、胸，每次 10~20 分钟，每天 1 次。

②推按肾、肝、大脑各 3~5 分钟，捻揉各足趾 5~10 分钟，尤其对趾尖处更应该仔细按摩，揉压足心 5 分钟，每天 1~2 次。

【足浴疗法】

 木通穿山甲方

穿山甲 30 克，木通、王不留行、青皮各 20 克，通草、川芎各 15 克。将以上药物同入锅中，加水适量，煎煮 30 分钟，去渣取汁，倒入脚盆中，先熏蒸后泡足，每晚 1 次，每次 30 分钟，10 天为一疗程。疏

肝理气，活血通乳。主治产后肝郁气滞乳汁少者。

 当归王不留行水

当归、青皮各 20 克，王不留行、天花粉、桔梗各 15 克。将以上药物同入锅中，加水适量，煎煮

30分钟，去渣取汁，倒入脚盆中，先熏蒸后泡足。每晚 1 次，每次 30 分钟，10 天为一疗程。疏肝理气，活血通乳。主治产后肝郁气滞乳汁少者。

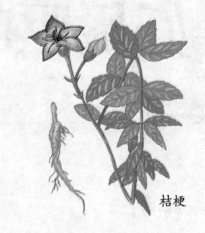

桔梗

食疗保健 ▸

乌鸡白凤尾菇汤：乌鸡 500 克，白凤尾菇 50 克，料酒、大葱、食盐、生姜片各适量。乌鸡宰杀后，去毛、内脏及爪，洗净。沙锅加入清水，加生姜片煮沸，放入已剔好的乌鸡，加料酒、大葱，用小火炖煮至酥，放入白凤尾菇，加食盐调味后煮沸 3 分钟即可起锅。补益肝肾，生精养血，养益精髓，下乳。适用于产后缺乳、无乳或女子乳房扁小不丰、发育不良等。

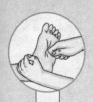

妊娠呕吐

病解 ➡ 诊断 ➡ 足部按摩 ➡ 足浴疗法

【病解】

妊娠呕吐是指女性在怀孕6周左右会出现不同程度的恶心呕吐症状。本病属于中医学中"妊娠恶阻"、"子病"、"阻病"、"病儿"等范畴。

【诊断】

女性在怀孕初期食欲不振，有轻度恶心、呕吐等现象，不影响饮食和工作，则属于正常生理反应，到妊娠第3个月能自然消失，故无需治疗。但有些孕妇呈持续性或剧烈呕吐，甚至吃不进食物、全身乏力、明显消瘦、小便少、皮肤黏膜干燥、眼球凹陷等，则必须及时治疗，以免影响母体健康和胎儿发育。

【足部按摩】

（1）穴位按摩

有效穴位：足三里、冲阳、内庭、厉兑、隐白、太白等。

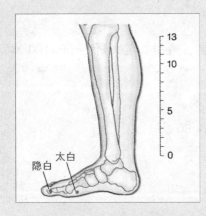
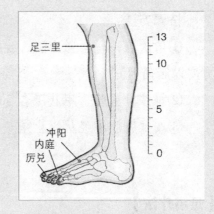

按摩方法：

①用拇指按揉冲阳、太白、足三里各10分钟，每天1~3次。

②按揉内庭10分钟左右，即可缓解症状。

③按压厉兑、隐白各10~25分钟。

（2）反射区按摩

有效反射区：肾、肾上腺、输尿管、膀胱、颈项、甲状腺、胃、肝、腹腔神经丛、生殖腺等。

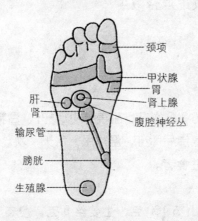

按摩方法：

①依次点按肾、肾上腺、膀胱、颈项、胃、肝各50~100次，力度以胀痛为宜。

②推按输尿管、甲状腺各50次。

③按揉腹腔神经丛、生殖腺各50次。

【足浴疗法】

 米酒姜汁水

米酒500毫升，盐10克，带皮炸出的姜汁100毫升，深水桶1个，热水适量。将这些材料混合至一起，放入脚盆，用温水（脚感觉温暖，夏天可稍凉）搅拌。将双脚浸到混合液中，持续泡10分钟后，每隔5分钟抬脚一次，加入一些温水后，再把脚放进混合液中继续泡，泡30分钟左右即可。本方可以打通全身气血，帮助孕妇消除胀气。

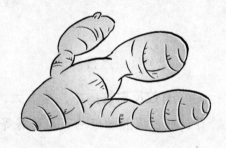

食疗保健 ▶

姜汁牛奶：鲜牛奶200毫升，生姜汁10毫升，白糖20克。将鲜牛奶、生姜汁、白糖混匀，煮沸后即可，温热服，每天2次。益胃，降逆，止呕。适用于妊娠呕吐不能进食者。

山药炒肉片：鲜山药100克，生姜丝5克，瘦肉50克。将山药切片与肉片一起炒至将熟，然后加入姜丝，熟后即可服食。健脾和胃，温中止呕。山药健脾补气，瘦肉大补气血，生姜温中止呕。

姜汁糯米粉：糯米 300 克，生姜适量。生姜洗净，捣烂取汁 30 毫升，与糯米同炒，至糯米爆裂，取出研粉末，装瓶，每次 10~20 克，每天 2 次，温开水送服。温中止呕。适用于妊娠呕吐，但阴虚火旺者不宜服。

鲜柠檬汁：鲜柠檬 500 克，白糖 250 克。柠檬去皮、核，切小块，放入锅中加白糖浸渍 24 小时，再用小火煨熬至膏状，待冷却拌入少许白糖即可食用。每次 1 匙，日服 2 次。适用于妊娠呕吐。

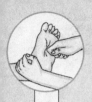

不孕症

病解 ➡ 诊断 ➡ 足部按摩 ➡ 足浴疗法

【病解】

不孕症分为原发性不孕和继发性不孕两种。原发性不孕是指适龄夫妇婚后长时间同居、性生活正常，并不采取任何避孕措施而2年不能怀孕。继发性不孕是指已婚妇女曾有过一次或几次怀孕，但距末次怀孕2年以上未再怀孕。

【诊断】

引起不孕症的常见原因有以下几种：卵巢病变，如卵巢发育不全、卵巢子宫内膜异位；腹膜炎把卵巢输卵管粘连；外阴阴道病变，如无孔处女膜，各种阴道炎；子宫疾病，如宫颈糜烂、子宫肌瘤；输卵管病变，如输卵管发育不良、发炎；全身疾病，如多种慢性病、代谢病、内分泌疾病等；免疫染色体疾病和精神因素、性知识缺乏等。

【足部按摩】

（1）穴位按摩

有效穴位：阳陵泉、足三里、上巨虚、下巨虚、中都、太冲、行间、太溪、照海、三阴交、涌泉等。

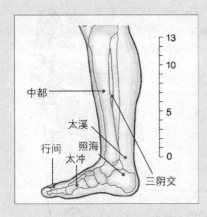

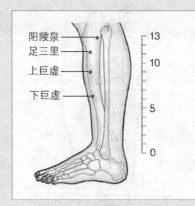

按摩方法：按揉阳陵泉、足三里、上巨虚、下巨虚、中都、太冲、行间、太溪、照海、三阴交、涌泉各30~50次，按摩力度以局部胀痛为宜。

（2）反射区按摩

有效反射区：肾、肾上腺、生殖腺、输尿管、膀胱、阴道、子宫、腹股沟、垂体、肺等。

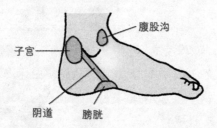

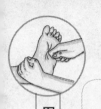

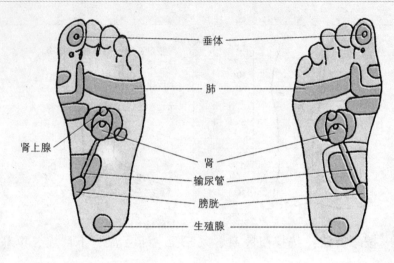

垂体

肺

肾上腺

肾

输尿管

膀胱

生殖腺

按摩方法：

①按揉两足生殖腺各5~8分钟，按压肾上腺、肾、输尿管、膀胱各3~5分钟，每天1~2次。

②推按肺、垂体各50次，推按速度以每分钟30~50次为宜。

【足浴疗法】

 山楂桃仁水

桃仁40克，三棱30克，莪术20克，生山楂5克，白酒5毫升。将4味中药同入锅中，加水适量，煎煮30分钟，去渣取汁，与3000毫升开水和白酒同入脚盆中，先熏蒸，后泡足。每晚1次，每次30分钟，30天为一疗程。活血化瘀，软坚散结，调经助孕。主治瘀血阻滞型不孕症。

 苍术薏苡仁水

苍术、石菖蒲各30克，薏苡仁50克，白术20克，川芎15克。

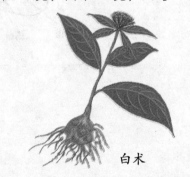

白术

将以上药物同入锅中，加水适量，煎煮30分钟，去渣取汁，倒入脚盆中，先熏蒸，后泡足，每晚1次，每次30分钟，30天为一疗程。燥湿，化痰，调经。主治痰湿内阻型不孕症。

 橘皮海藻水

海藻60克，橘皮、昆布各50克，杏仁、半夏各20克。将以上药物同入锅中，加水适量，煎煮30分钟，去渣取汁，倒入脚盆中，先熏蒸，后泡足。每晚1次，每次30分钟，30天为一疗程。燥湿，化痰，调经。主治痰湿内阻型不孕症。

 女贞子旱莲草水

女贞子60克，旱莲草50克，桑葚子40克。将以上药物同入锅中，加水适量，煎煮30分钟，去渣取汁，倒入脚盆中，先熏蒸，后泡足。每晚1次，每次30分钟，30天为一疗程。滋补肝肾。主治肝肾阴虚型不孕症。

 食疗保健▶

附子羊肉汤：熟附子、山药、当归各10克，鲜羊肉100克，姜、葱、盐各适量。将羊肉洗净，切小块，加入熟附子、山药、当归一同煲汤，肉熟后加姜、葱、盐调味即可。吃肉，喝汤，于月经前服食，每天1剂，连服5~7天。适用于肾虚型不孕症，症见月经量少、经期延长、经色暗而质清、腰膝酸软、下腹冷坠、白带清稀。

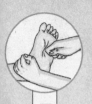

更年期综合征

病解 ➡ 诊断 ➡ 足部按摩 ➡ 足浴疗法

【病解】

更年期是女性生殖功能由旺盛时期到完全停止的一个过渡时期。一般可持续 10 年，从 45~55 岁，有的女性甚至更早或更晚。在过渡时期，女性所出现的一系列因激素减少及机体衰老所引起的以自主神经系统功能紊乱为主的身体不适、如烘热、出汗、心慌及失眠，统称为"更年期综合征"。中医称本病为"脏躁"病。

【诊断】

肾阴虚证：头晕，耳鸣，烘热，汗出，五心烦热，腰膝酸痛，或月经紊乱，经量时多时少，或皮肤干燥瘙痒，口干，便结。舌红，少苔，脉细数。宜食清淡含碳水化合物及维生素多的食物，忌食或慎食辛辣之品。

肾阳虚证：面色晦暗，精神委靡，形寒肢冷，腰膝酸软，纳呆腹胀，大便溏薄，或月经量多色淡，面浮肿胀，夜尿多，或带下清稀。舌淡体胖，苔薄白，脉沉细无力。

【足部按摩】

（1）穴位按摩

有效穴位：昆仑、申脉、太冲、行间、侠溪、涌泉、阳陵泉、足三里等。

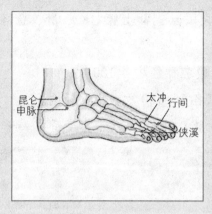
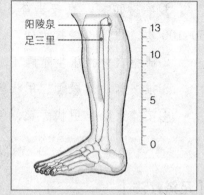

按摩方法：

①捏揉昆仑、申脉各 50~100 次。

②按压太冲、行间、侠溪、阳陵泉、足三里各 50~100 次。

③点按涌泉 100 次，力度稍重，以有得气感为宜。

（2）反射区按摩

有效反射区：大脑、垂体、失眠点、心、肝、肾、脾、肾上腺、腹腔神经丛、输尿管、膀胱、肺、甲状腺、甲状旁腺、生殖腺 1 等。

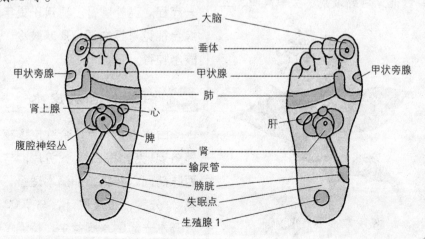

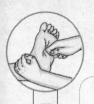

按摩方法：

①单指扣拳，点按垂体、失眠点、肾上腺、心、肝、肾各50~100次，力度以酸痛为佳。

②拇指重力推压生殖腺1、腹腔神经丛各100次。

③推按肺、输尿管、甲状腺各50~100次，力度轻缓。

④按揉大脑、甲状旁腺、膀胱、脾各50次，力度适中。

【足浴疗法】

 女贞子首乌水

女贞子、制何首乌各55克，苦丁茶15克。将上药加清水2000毫升，煎至水剩1500毫升时，澄出药液，倒入脚盆中，待温度适宜时泡洗双脚。每晚临睡前泡洗1次，每次40分钟，15天为一疗程。滋补肝肾，平肝降火。适用于更年期综合征见月经紊乱、头晕耳鸣、五

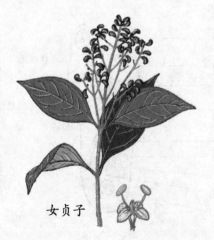

女贞子

心烦热、急躁口苦者。

 丹参补骨脂水

丹参、补骨脂各30克，五味子、山药各20克。将上药加清水适量，煎煮30分钟，去渣取汁，与2000毫升开水一起倒入脚盆中，待温度适宜时泡洗双脚每天早晚各1次，每次熏泡40分钟，10天为一疗程。温补脾肾。适用于更年期综合征见月经失调、形寒肢冷、腰酸水肿者。

 白萝卜合欢皮水

白萝卜250克，合欢皮、夜交藤各50克。将白萝卜切片，与另两味药同入药锅，加清水适量，煎煮30分钟，去渣取汁，与2000毫升开水一起倒入脚盆中，待温度适

宜时泡洗双脚。每天1次，每次熏泡40分钟，10天为一疗程。疏肝解郁，理气化痰。适用于更年期综合征见胸胁及小腹胀满疼痛、抑郁不乐者。

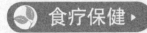

食疗保健▶

虫草炖鸭肝：冬虫夏草15克，鸭肝60克。将冬虫夏草用冷水浸15分钟，略洗一下，鸭肝洗净切片，与冬虫夏草一起放入加盖的炖罐内，加开水750毫升，小火炖1小时即可食用。每天1剂，连服5~7天，吃鸭肝，饮汤。适用于肾阴虚证的更年期综合征。

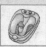

阳痿

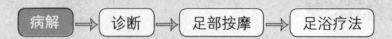

病解 ⟹ 诊断 ⟹ 足部按摩 ⟹ 足浴疗法

【病解】

　　阳痿是指成年男子出现阴茎不能勃起或勃起不坚，以致不能完成性交的一种病症。多数病人是由精神心理因素所致，如疲劳、焦虑、紧张、情绪波动、非正常环境等；也有器质性病变所致，一般很少见，也不容易治疗。阳痿病人常伴有精神不振、头晕目眩、面色苍白、腰酸腿软、畏寒肢凉、阴囊多汗、小便黄赤等症状。

【诊断】

　　本病多为功能性病变，属器质性病变者较少，历代医家认为其多与心、肝、脾、肾四脏功能有关，思虑忧郁，损伤心脾，阳道不振，或房事不节，阴精亏虚，命火不足，或惊恐伤肾等，均可出现此症。当以健脾益肾、宁心安神为治则，但临床观察发现，采用外治法治阳痿疗效甚佳，可选用泡脚按摩方。

【足部按摩】

（1）穴位按摩

　　有效穴位：阳陵泉、足三里、阴陵泉、三阴交、涌泉等。

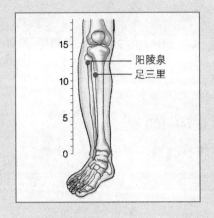

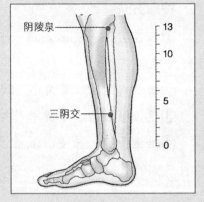

按摩方法：

①点按阳陵泉、足三里、阴陵泉、三阴交各 50~100 次，力度以酸痛为佳。

②掌根擦涌泉 100 次，力度稍重，以有得气感为宜。

（2）反射区按摩

有效反射区： 肾、肾上腺、脾、睾丸、胰、甲状腺、头部、垂体、腹股沟、下身淋巴结、前列腺、尿道、腰椎、骶椎等。

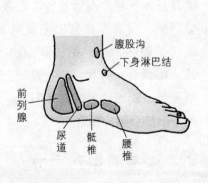

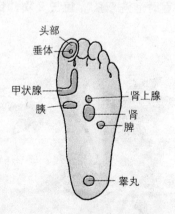

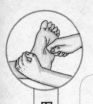

按摩方法：

①按揉肾、肾上腺、脾、垂体各 50~100 次，力度稍重，以胀痛为佳。

②刮压前列腺、睾丸各 100 次。

③点按腹股沟、下身淋巴结各 50~100 次。

④推压头部、尿道、骶椎、腰椎、胰、甲状腺各 50 次。

【足浴疗法】

 覆盆子枸杞水

覆盆子、枸杞子、菟丝子各 25 克，附子、肉桂、当归、赤芍、路路通各 15 克，杜仲、淫羊藿、仙茅、巴戟天、肉苁蓉各 20 克。将上药加清水适量，浸泡 20 分钟，煎数沸，取药液与 1500 毫升开水同入脚盆中，趁热熏蒸阴部，待温度适宜时泡洗双脚。每天 2 次，每

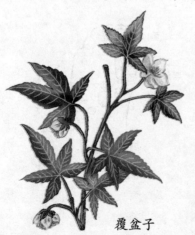

覆盆子

次 40 分钟，15 天为一疗程。活血通络，补肾壮阳。适用于阳气不足型阳痿。

 金樱子巴戟天水

金樱子、巴戟天、淫羊藿各 30 克，阳起石 25 克，葫芦巴 20 克，柴胡 15 克。将上药加清水适量，煎煮 30 分钟，去渣取汁，与 2000 毫升开水一起倒入脚盆中，先熏蒸会阴部，待温度适宜时泡洗双脚。每天早晚各 1 次，每次熏泡 40 分钟，10 天为一疗程。温补肾阳，固精秘气，疏理脾气，升举阳气。适用于阳痿心情抑郁者。

淫羊藿巴戟天水

淫羊藿、巴戟天、泽泻、葫芦巴、石菖蒲、柴胡各 20 克，茯

神、山萸肉各 30 克，附片、肉桂各 10 克。将上药加清水适量，煎煮 30 分钟，去渣取汁，与 2000 毫升开水一起倒入脚盆中，先熏蒸阴部，等温度适宜时泡洗双脚。每天 2 次，每次熏泡 40 分钟，10 天为一疗程。温肾壮阳。适用于阳痿。

🌿 食疗保健 ▶

山药羊肉羹：白羊肉 250 克，山药 250 克，大葱、生姜、虾米少许。羊肉去脂膜切薄片，山药切成丁，共煮烧羹，加入大葱、生姜、虾米，待肉熟后食用。温肾健脾。适用于肾阳不足型阳痿。

韭菜炒羊肝：韭菜 100 克，羊肝 120 克。将韭菜去杂质洗净，切 2 厘米长的段；羊肝切片，与韭菜一起用铁锅大火炒熟，当菜食用，每天 1 次。温肾固精。适用于男子阳痿、遗精等症。

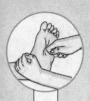

早泄

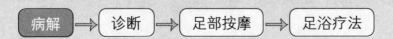

病解 ➡ 诊断 ➡ 足部按摩 ➡ 足浴疗法

【病解】

早泄是指性交时间极短，或阴茎插入阴道就射精，随后阴茎即软，不能正常进行性交的一种病症，是一种最常见的男性性功能障碍。

【诊断】

中医认为，早泄多由于房劳过度或频繁手淫，导致肾精亏耗，肾阴不足，相火偏亢，或体虚羸弱，虚损遗精日久，肾气不固，导致肾阴阳俱虚所致。过度兴奋、紧张冲动也是引起早泄的原因。

【足部按摩】

（1）穴位按摩

有效穴位：阳陵泉、足三里、阴陵泉、三阴交、太溪、太冲、行间、涌泉等。

按摩方法：

用拇指点按阳陵泉、足三里、阴陵泉、三阴交、太溪、太冲、行间、涌泉各30~50次。

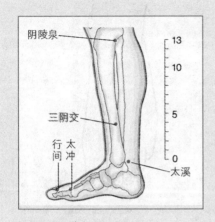

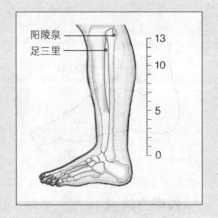

（2）反射区按摩

有效反射区：垂体、肾、肾上腺、输尿管、肝、胆、脾、膀胱、胃、生殖腺1、腹股沟、胸部淋巴结等。

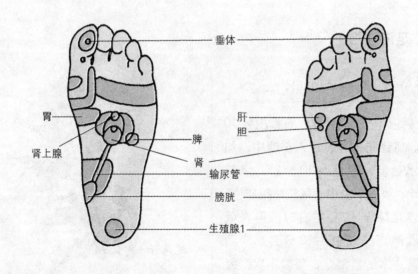

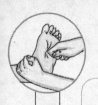

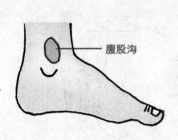

腹股沟

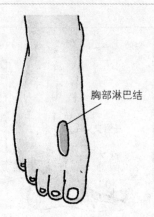

胸部淋巴结

按摩方法：

①用食指关节刮压肾、输尿管、膀胱、胃各50次，以有胀痛感为宜。

②用食指关节点按垂体、肾上腺、肝、胆、脾、生殖腺1各100次。

③用拇指指腹按揉腹股沟、胸部淋巴结各30~50次。

【足浴疗法】

 蛇床子二皮水

蛇床子、地骨皮、石榴皮各10克。将诸药择净，放入药罐中，加清水适量，浸泡5~10分钟，水煎取汁，放入浴盆中，熏洗龟头部位，待温度降至40℃左右时，再将龟头浸泡到药液中5~10分钟。冷后加温热水适量浴足，每晚1次，每次1剂，15~20天为一疗程，连用1~2个疗程。温阳止泄。适用于早泄病人。

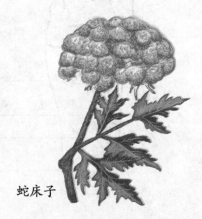

蛇床子

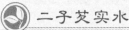 **二子芡实水**

金樱子10克，五倍子、芡实

各 20 克，生牡蛎、生龙骨各 30 克。将诸药择净，放入药罐中，加清水适量，浸泡 5~10 分钟，水煎取汁，放入浴盆中，熏洗龟头部位，待温度降至 40℃左右时，再将龟头浸泡到药液中 5~10 分钟。每晚 1 次，每次 1 剂，15~20 天为一疗程，连用 1~2 个疗程。收敛止泻。适用于早泄。

食疗保健 ▶

北芪枸杞子炖乳鸽：北芪、枸杞子各 30 克，乳鸽 1 只。先将乳鸽去毛及内脏，与北芪、枸杞子同放炖盅内，加水适量，隔水炖熟，饮汤吃肉。一般 3 天炖 1 次，3~5 天为一疗程，1 个疗程即可见效。补心益脾，固摄精气。适用于早泄、阳痿、体倦乏力、自汗、心悸。

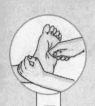

遗 精

病解 ➡ 诊断 ➡ 足部按摩 ➡ 足浴疗法

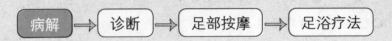

【病解】

遗精是指不因性交而精液自行外泄的一种男性性功能障碍性疾病，如果有梦而遗精者称为"梦遗"；无梦而遗精者，甚至清醒的时候精液自行流出称为"滑精"。但是如果发育成熟的男子，每月偶有1~2次遗精，且次日无任何不适，属生理现象，不是病态。若遗精次数过频，每周2次以上或一夜数次，且有头昏眼花、腰腿酸软、两耳鸣响等症状者，则应及时治疗。

【诊断】

阴虚火旺型遗精：多为有梦遗精，阳事易举，或易早泄。伴两颧潮红，头昏心慌，心烦少寐，神疲乏力。舌质偏红，苔少，脉细数。宜食滋阴降火之清淡饮食。

肾精不固型遗精：多见滑精不禁，精液清冷，精神委靡，腰腿酸软，面色苍白，头晕耳鸣；或见囊缩湿冷，舌淡，苔白滑，脉沉溺无力。宜食温肾固涩饮食。

湿热下注型遗精：遗精频作，茎中涩痛，小便热赤，口苦或渴，舌苔黄腻，脉滑数。宜食清热利湿饮食。

【足部按摩】

（1）穴位按摩

有效穴位：足三里、三阴交、太溪、涌泉等。

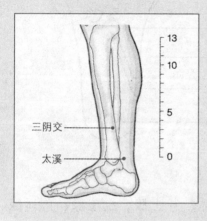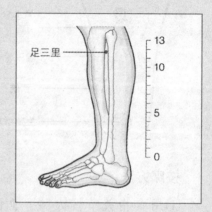

按摩方法：用拇指指腹按揉足三里、三阴交、太溪、涌泉各 30~50 次。

（2）反射区按摩

有效反射区：肾、心、输尿管、膀胱、肺、大脑、垂体、肾上腺、生殖腺、前列腺、阴茎、甲状腺等。

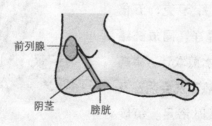

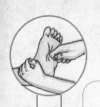
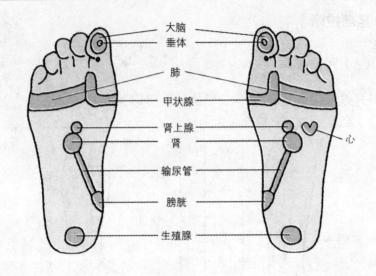

大脑
垂体
肺
甲状腺
肾上腺
肾
心
输尿管
膀胱
生殖腺

按摩方法:

①用食指关节按大脑、垂体、肾上腺、生殖腺、前列腺、阴茎、肾、心、膀胱各100次。

②用拇指指腹按揉或推按输尿管、肺、甲状腺各100次。

【足浴疗法】

 玄参五倍子水

　　玄参、刺猬皮各30克,五倍子15克。将上药择净,同放药罐中,加清水适量,水煎取汁,将药液放入浴盆中,趁热熏洗会阴部及阴茎、阴囊,待温时浴足。每晚1次,2天1剂,连用7~10剂。适用于阴虚火旺所致的遗精、早泄等。

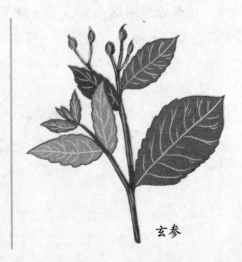

玄参

四物合剂

当归、白芍、川芎、生地黄、麦冬、知母、黄柏、黄连各等量。将上药择净，同放入药罐中，加清水适量，浸泡5~10分钟后，水煎取汁，将药液放入浴盆中，趁热熏洗会阴部及阴茎、阴囊，待温时浴足。每晚1次，2天1剂，连用7~10剂。清热养阴。适用于阴虚火旺所致的遗精、早泄、头晕、目眩、心悸、失眠、手足心热等症。

艾叶洗剂

艾叶30克，雄黄、防风、花椒各6克。将上药一起倒入脸盆内，放水达脸盆2/3处，置火上煎之，沸腾后20分钟取下，凉至适宜温度进行足浴。每晚1次，1天1剂，连用1个星期。温阳补肾。适用于肾虚所致的梦遗滑精或见色即精液流出、头晕耳鸣、腰膝酸软、四肢不温等。

苦参黄柏汤

苦参、黄柏各15克。将二药择净，同放药罐中，加清水适量浸泡5~10分钟，水煎取汁，将药液放入浴盆中，待温时浴足。每晚1次，2天1剂，连用7~10剂。清热利湿。适用于遗精、口渴、小便短赤、大便秘结等症。

知柏泽泻汤

知母、黄柏、泽泻各15克。将三药择净，同放药罐中，加清水适量，浸泡5~10分钟后，水煎取汁，将药液放入浴盆中，待温时浴足。每晚1次，2天1剂，连用7~10剂。养阴清热。适用于遗精、口渴、小便短赤、大便秘结者。

食疗保健 ▶

金樱鲫鱼汤：金樱子30克，鲫鱼250克，麻油、食盐各5克。鲫鱼去鳞、内脏，洗净，加金樱子及适量水煲汤，用麻油、食盐调味即成。补肾固精，利尿消肿。适用于男子肾气不固而致遗精、滑精等。

白果莲子粥：白果10枚，莲子50克，白糖适量。莲子加水煮熟，加入炒熟的白果（去壳）共煮粥，加白糖调味食用。补肾固精。白果补肾收涩，莲子补肾固精，且能清心安神，两者性味甘平，常作晚餐，有益肾固精作用。

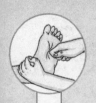

前列腺炎

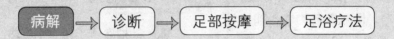

【病解】

前列腺炎是青壮年男性容易罹患的一种泌尿系统疾病。病人尿道口常有白色黏液溢出，下腹部、会阴部或阴囊部疼痛。中医认为本病与肾阴不足、相火旺盛，肾亏于下、封藏失职，肾阴亏耗、阴损及阳，饮酒过度、损伤脾胃有关。

【诊断】

前列腺炎可分为急性前列腺炎和慢性前列腺炎。急性前列腺炎可有脓尿，终末血尿及尿频、尿急、尿热、尿痛或恶痛发热等症状。慢性前列腺炎可继发于急性前列腺炎或慢性尿道炎。过度饮酒、房事过度、前列腺肥大、会阴部损伤等往往成为诱发因素。慢性前列腺炎症状不典型，脓尿较少，但可伴有阳痿、早泄、遗精及血精症状。

泡脚按摩对慢性前列腺炎有良好的疗效。由于当前对此类疾患尚无特效疗法，而运用泡脚按摩疗法治疗就更有意义。

【足部按摩】

（1）穴位按摩

有效穴位：阴陵泉、三阴交、太溪等。

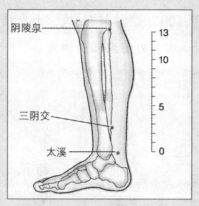

按摩方法：点按阴陵泉、三阴交、太溪各100次，力度以胀痛为宜。

（2）反射区按摩

有效反射区：肾、胃、脾、肺、肾上腺、膀胱、输尿管、生殖腺1、垂体等。

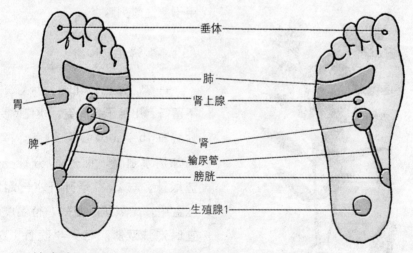

按摩方法：

①按揉肾、肾上腺、胃、脾、生殖腺1、膀胱各100次，力度以酸痛为宜。

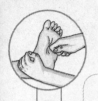

②推压输尿管 100 次、肺部 50 次，力度稍重。

③点按垂体 50 次，力度以胀痛为宜。

【足浴疗法】

 龙胆草水

龙胆草、土茯苓、马齿苋各 30 克，川楝子 15 克，川萆薢 9 克，金银花 20~50 克，薄荷 9 克。将上药加清水 1500 毫升，煎沸 5~10 分钟后，将药液倒入脚盆内，待温时浸泡双脚，冷则加温。每天浸泡 2 次，每次 30 分钟，每剂可用 2 次。主治急性前列腺炎。

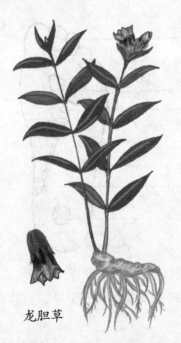

龙胆草

 菊花苦参水

野菊花、苦参、马齿苋、败酱草各 20 克，当归 12 克，延胡索、槟榔各 10 克。将上药加清水适量，浸泡 20 分钟，煎数沸，取药液与 1500 毫升开水同入盆中，趁热熏蒸会阴处，待温度适宜时泡洗双脚。每天 2 次，每次 40 分钟，15 天为一疗程。清热燥湿，活血解毒。适用于急性前列腺炎。

参泽兰水

丹参、泽兰、乳香、赤芍、王不留行、川楝子各 9 克，桃仁 6 克，败酱草 15 克，蒲公英 30 克。将上药加清水适量，煎煮 30 分钟，去渣取汁，与 2000 毫升开水一起倒入盆中，先熏蒸肚脐处，待温度适宜时泡洗双脚。每天早晚各 1 次，每次熏泡 40 分钟，20 天为一疗程。活血化瘀，清热解毒，化湿利浊。主治慢性前列腺炎。

琥珀麝香水

琥珀、黄柏、胡椒、半夏各 15 克，麝香 1 克。将上药中的前三味加清水 2000 毫升，煎至水剩 1500 毫升时，澄出药液，倒入脚盆中，纳入麝香，先熏蒸肚脐处，待温度适宜时泡洗双脚。每晚临睡前泡洗 1 次，每次 40 分钟，20 天为一疗程。适用于慢性前列腺炎。

食疗保健 ▶

桃仁墨鱼：墨鱼 1 条，桃仁 6 克。先将墨鱼去骨皮，洗净，与桃仁同煮，鱼熟后弃汤，食鱼肉，作早餐食用。活血祛瘀。适用于慢性前列腺炎病人食用。

近视眼

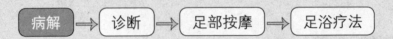

病解 ➡ 诊断 ➡ 足部按摩 ➡ 足浴疗法

【病解】

近视是临床常见的眼病，尤其以青少年居多。引起近视的原因有先天遗传因素和后天环境因素等。先天遗传因素的近视治疗很难收效，而后天近视只要治疗及时，治疗方法正确，治疗后一般会明显好转或减轻。此类近视多数为青少年时期学习和工作时，不注意用眼卫生，如低头看书距离太近，光线过强、过暗，长时间地注视等原因，导致视力过度疲劳，眼内睫状肌痉挛及充血，使晶状体变厚屈光不正，造成平行光线的聚光点落在眼视网膜之前。

【诊断】

中医学古称为"能近怯远症"，主要是由于先天禀赋不足，肝血虚、肾精亏，不能贯注于目而导致光华不能。近视症状常表现为远处的物体、字迹辨认困难，亦会出现眼胀、头痛、视疲劳等。早期采用足按摩法和中药泡脚治疗，常可获效。

【足部按摩】

（1）穴位按摩

有效穴位：足临泣、侠溪、水泉等。

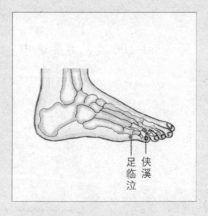
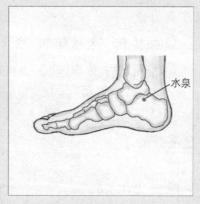

水泉

足临泣 侠溪

按摩方法：

①掐按侠溪 30~50 次，力度以疼痛为宜。

②按揉足临泣、水泉各 50~100 次。

（2）反射区按摩

有效反射区：垂体、眼、肝、肾、肾上腺、输尿管、膀胱、生殖腺 1 等。

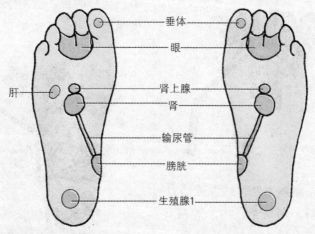

垂体
眼
肝
肾上腺
肾
输尿管
膀胱
生殖腺1

按摩方法：

①单指扣拳，点按眼、垂体、肾上腺各 50~100 次，力度稍重，

以疼痛为佳。

②按揉肝、生殖腺1、膀胱、肾各50~100次，力度适中。

③推压输尿管50次，力度轻缓。

【足浴疗法】

熟地当归水

熟地黄、当归、枸杞子各30克，桑葚子、玄参、白菊花各20克。将上药加清水2000毫升，煎至水剩1500毫升时，澄出药液，倒入

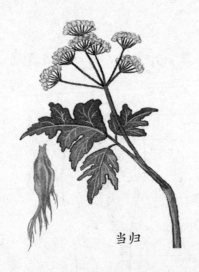

当归

脚盆中，先熏蒸患处，待温度适宜时泡洗双脚。每天早、中、晚各3次，每次40分钟，30天为一疗程。疏肝清热，明目清心。适用于近视、视疲劳等。

桑螵蛸水

桑螵蛸30克，菟丝子、白菊花各20克，党参、白术、焦大曲各15克。将上药加清水适量，煎煮30分钟，去渣取汁，与2000毫升开水一起倒入盆中，先熏蒸擦洗患眼，待温度适宜时泡洗双脚。每天早晚各1次，每次熏泡40分钟，40天为一疗程。清热解毒，疏肝明目。适用于近视及眼部模糊。

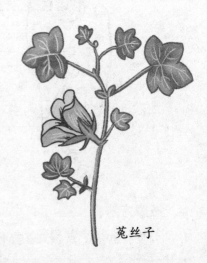

菟丝子

食疗保健▸

拌鸡肝羹：鸡肝 50 克，食盐、味精、生姜各适量。将鸡肝洗净，切成片，入沸水中汆一下，待鸡肝变色无血时捞出，趁热加入生姜末、食盐、味精调匀即可。鸡肝中维生素 A 含量最高，本方可养肝明目。适用于高度近视。

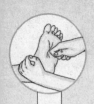

慢性鼻炎

病解 ➡ 诊断 ➡ 足部按摩 ➡ 足浴疗法

【病解】

慢性鼻炎是一种常见的鼻腔黏膜及黏膜下层的慢性炎症。以青少年为多见，其病因多由急性鼻炎反复发作或治疗不彻底造成。此外，慢性扁桃体炎、鼻中隔偏曲、鼻窦炎等邻近组织病灶反复感染的影响，或受外界有害气体、粉尘、干燥、潮湿、高温等长期刺激，以及急性传染病或慢性消耗性疾病，都可导致本病的发生。

【诊断】

慢性鼻炎的主要临床表现是鼻塞、多涕，鼻腔检查有鼻甲肥大。单纯性鼻炎鼻塞呈间歇性：一般白天轻，夜间重；运动后轻，受凉后重。交替性：侧卧时，居下侧之鼻腔阻塞，上侧鼻腔通气良好；卧向另侧时，鼻塞亦改变为另一侧。鼻涕则为黏液性。肥厚性鼻炎鼻塞多持续性，鼻涕量不多，但不易擤出。

【足部按摩】

（1）穴位按摩

有效穴位：内庭、太白等。

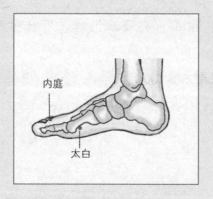

内庭

太白

按摩方法：按揉内庭、太白各50~100次，力度以胀痛为宜。

（2）反射区按摩

有效反射区：鼻、额窦、肺、甲状旁腺、头颈淋巴结、肾、输尿管、膀胱等。

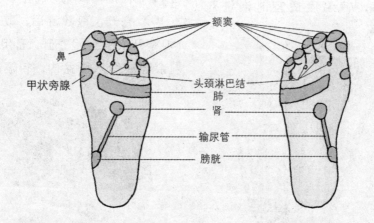

额窦

鼻

甲状旁腺

头颈淋巴结
肺
肾

输尿管

膀胱

按摩方法：

①重点推按肺100~200次，力度稍重，以酸痛为佳。

②点按鼻、额窦、头颈淋巴结、甲状旁腺、肾、膀胱各50~100次。

③推压输尿管50~100次。

【足浴疗法】

🌀 麻黄辛夷花水

生麻黄6~10克，辛夷花、苍耳子、石菖蒲、鬼箭羽、天葵子各10克，七叶一枝花15克、细辛3克。将上药加清水适量，煎煮30分钟，去渣取汁，与2000毫升开水一起倒入盆中，先用鼻吸热气，待温度适宜时泡洗双脚。每天早晚各1次，每次熏泡40分钟，10天为一疗程。宣肺通窍，行瘀泄热。用于治疗慢性鼻炎。

🌀 苍耳子辛夷水

苍耳子、辛夷、白芷、薄荷各15克，细辛5克。将上药加清水1000毫升，煎数沸后，取药汁150毫升浓缩至50毫升，备用。将剩余药液倒入脚盆内，待温时浸

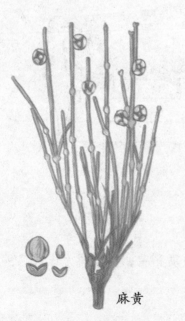

麻黄

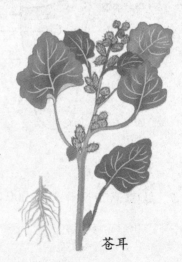

苍耳

泡双脚，并取浓缩液滴鼻，日滴 分钟，10次为一疗程。主治慢性
3次。每天浸泡1~2次，每次30 鼻炎。

食疗保健 ▸

　　丝瓜藤煲猪肉：丝瓜藤（近根部者佳）1.5米，猪瘦肉60克，盐、味精各适量。将丝瓜藤洗净，剪段；猪肉洗净切块，同入沙锅内煮汤，至肉熟，加盐、味精调味即可。日服1次，5次为一疗程，连服1~3个疗程。清热解毒，通窍活血。适用于慢性鼻炎急性发作及萎缩性鼻炎、鼻流脓涕等症。

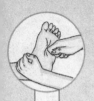
慢性咽炎

病解 ⟹ 诊断 ⟹ 足部按摩 ⟹ 足浴疗法

【病解】

咽炎是咽部黏膜和淋巴组织的炎症，临床分为急性咽炎和慢性咽炎两类，两者都是中年人的常见病。在秋冬季及冬春之交，急性咽炎和慢性咽炎急性发作的病人都很多。慢性咽炎多数为急性咽炎反复发作而致，少数则因鼻炎而用口呼吸，干燥空气长期刺激咽部，或因烟酒、粉尘刺激等因素致病。

【诊断】

慢性咽炎的特点是：咽部疼痛、干燥、发痒、灼热、异物感，声音粗糙嘶哑或失音，咽部黏膜充血、增厚，由于咽部有黏腻液状物附着，可引起咳嗽、吐黏痰。

【足部按摩】

（1）穴位按摩

有效穴位：内庭、照海、太溪、涌泉、大敦等。

按摩方法：

①单指扣拳，按揉内庭、照海、太溪、涌泉各30~50次，按摩力度以局部胀痛为宜。

②指掐大敦10~30次，用力尽可能大一些。

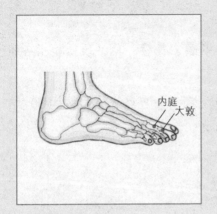
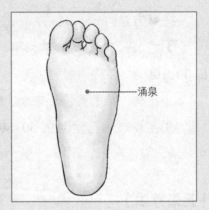

内庭 大敦

涌泉

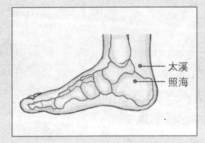

太溪
照海

（2）反射区按摩

有效反射区：肺、支气管、耳、脾、颈项、胃、肾上腺、气管、上身淋巴结、下身淋巴结、胸部淋巴结、咽喉、鼻等。

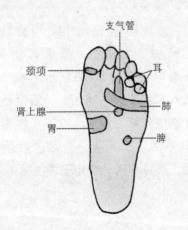

支气管
颈项　　耳
肾上腺　　肺
胃　　脾

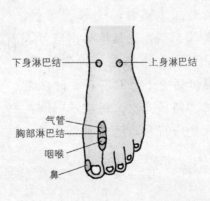

下身淋巴结　　上身淋巴结
气管
胸部淋巴结
咽喉
鼻

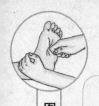

按摩方法：

①在肺、支气管、胃、耳、咽喉、气管、鼻、颈项扣指各推压 50~100 次。

②在脾、肾上腺、上身淋巴结、下身淋巴结各捏指按揉 50 次。

③在胸部淋巴结刮压 30~50 次。

【足浴疗法】

 西瓜皮菊花水

西瓜皮 60 克，白菊花、冰糖各 20 克。将上药加清水 3000 毫升煮沸，取药液入脚盆中，趁热熏蒸，待温度适宜时浸泡双脚。每天 2 次，每次 30 分钟。清热解毒，祛火凉血。适用于慢性咽炎。

 丝瓜花水

丝瓜花 20 克，五味子 10 克。将上药加水适量，浸泡 20 分钟，煎煮 30 分钟，去渣取汁，与 1500 毫升开水同入脚盆中，先熏洗，待温度适宜（45℃左右）时浸泡双脚。每天 2 次，每次 40 分钟，20 天为一疗程。清热利咽，降火泄热。

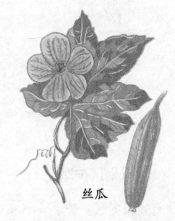

丝瓜

 点地梅水

点地梅 50 克，丹皮 10 克。将上药加清水适量，煎煮 30 分钟，去渣取汁，与 2000 毫升开水一起倒入脚盆中，先熏蒸，待温度适宜时泡洗双脚。每天 2 次，每次熏泡 40 分钟，10 天为一疗程。养阴生津，清热利咽。适用于慢性咽炎。

　　山药饮：山药 500 克。山药煮汤代茶频饮。补益肺脾。适用于慢性咽炎，属肺脾气虚型，咽喉干燥、疼痛，或咽中有异物感，日久不愈，劳累之后症状加重者。

　　百合全鸭：百合干 30 克，净老雄鸭 1 只，姜、葱、食盐、料酒各适量。百合佐姜、葱，入鸭腹内，调以食盐、料酒，蒸食。滋补肺肾。适用于慢性咽炎，属肺肾阴虚型，咽喉干痛、灼热，每于劳累、多言之后症状加重，咽部作痒而咳，痰少，不易咳出。

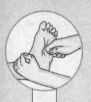

耳 鸣

病解 → 诊断 → 足部按摩 → 足浴疗法

【病解】

耳鸣为耳科疾病中常见症状，病人自觉耳内或头部有声音，但其环境中并无相应的声源，而且越是安静，感觉鸣音越大。耳鸣音常为单一的声音，如蝉鸣声、汽锅声、蒸汽机声、嘶嘶声、铃声、振动声等，有时也可为较复杂的声音。可以是间歇性，也可能为持续性，响度不一。一些响度较高的持续性耳鸣常常令人寝食难安。引起耳鸣的原因较多，各种耳病均可发生耳鸣，如耵聍栓塞、咽鼓管阻塞、鼓室积液、耳硬化症；内耳疾病更易引起此症，如声损伤、梅尼埃病。此外，高血压、低血压、贫血、白血病、神经官能症、耳毒药物等均可引起耳鸣。

【诊断】

中医认为耳鸣多为暴怒、惊恐、胆肝风火上逆，以至少阳经气闭阻，或因外感风邪，壅遏清窍，或肾气虚弱，精气不能上达于耳而成，有的还耳内作痛。

【足部按摩】

（1）穴位按摩

有效穴位： 阳陵泉、足三里、太溪、照海、太冲、行间、涌泉等。

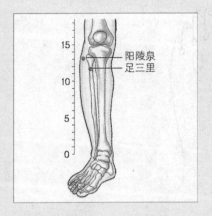
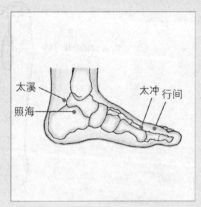

按摩方法：按揉阳陵泉、足三里、太溪、照海、太冲、行间、涌泉各50次，力度以胀痛为宜。

（2）反射区按摩

有效反射区：肾、输尿管、膀胱、大脑、三叉神经、脑干、耳、肺、肝、胆、胸部淋巴结、平衡器官等。

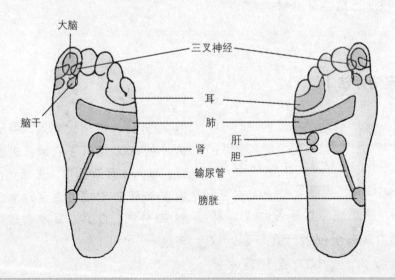

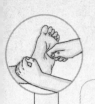

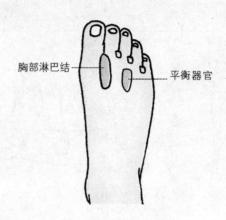

胸部淋巴结 —— 平衡器官

按摩方法：

①依次点按肾、膀胱各2分钟，按摩力度以胀痛为宜。

②由足趾向足跟方向推按输尿管2分钟，推按速度以每分钟30~50次为宜。

③由足内侧向足外侧推按肺2分钟。

④点按大脑、脑干、三叉神经、耳、平衡器官、肝、胆、胸部淋巴结各2分钟。

【足浴疗法】

 菊花枯草水

菊花、夏枯草、牛膝各30克，桑叶、红花、天麻各10克，沙参、知母、苦瓜藤、甘草各15克。将以上中草药全部混合在一起，放入铁锅内，加5000毫升温水浸泡20分钟，用小火煎煮，待锅内药汁剩3500毫升左右时，去渣取汁，倒入木质脚盆中，先熏蒸，待温度降至45℃或者适宜时泡洗双脚20分钟。此方对耳鸣有较好的疗效。

食疗保健 ▶

旱莲草猪肝汤：旱莲草 75 克，猪肝 35 克，酱油、食盐、味精、淀粉各适量。将猪肝洗净切片，用酱油、淀粉调匀。先取旱莲草水煎取汁，纳入猪肝片煮熟，用食盐、味精调服，每天 1 剂。滋阴补肾，清热止血。适用于头晕耳鸣、腰膝酸软、鼻腔干燥灼热等。

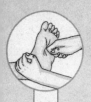

牙痛

病解 ➡ 诊断 ➡ 足部按摩 ➡ 足浴疗法

【病解】

牙痛是口腔科最常见的病症之一，一般遇到冷、热、酸、甜等刺激时尤为明显。牙痛主要由龋齿、急性根尖周围炎、牙周炎、智齿冠周炎、牙本质过敏等引起。

【诊断】

中医认为，牙痛有虚、实之分。实痛多因胃火引起，伴有口臭、便秘等症；虚痛多由肾虚所致，伴有齿浮、神疲乏力等。当病人发生牙病时，采用泡脚按摩疗法，一般10~20分钟多能缓解。

【足部按摩】

（1）穴位按摩

有效穴位：内庭、陷谷、昆仑、仆参、金门、太溪、大钟、内踝尖、外踝尖、然谷、太白、大都、隐白等。

按摩方法：

①捏按太溪、昆仑各50~100次，力度以酸痛为宜。

②按揉金门、仆参、内庭、陷谷、大钟、太白各50~100次，力度以胀痛为佳。

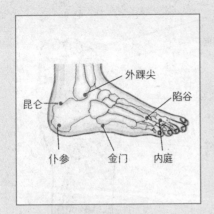

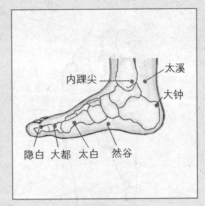

③如牙龈肿痛再配以掐按内踝尖、外踝尖、大都、隐白、然谷各 30~50 次，反复掐按，力度不可太重。

（2）反射区按摩

有效反射区：牙齿、上颌、下颌、胃、肾、心、肺、脾、口腔、头颈淋巴结、鼻、肝、输尿管、膀胱等。

按摩方法：

①点按胃、肾、膀胱、牙齿、上颌、下颌各 50~100 次，力度稍重，以疼痛为佳。

②推压肺、输尿管各 50~100 次，力度适中。

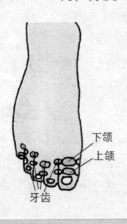

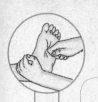

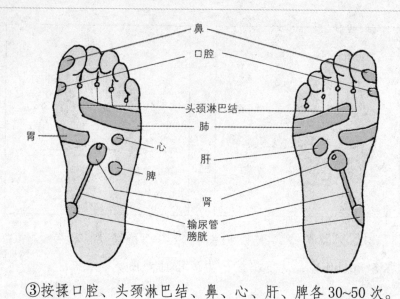

鼻
口腔
头颈淋巴结
肺
心
肝
胃
脾
肾
输尿管
膀胱

③按揉口腔、头颈淋巴结、鼻、心、肝、脾各 30~50 次。

【足浴疗法】

竹蓼水

竹蓼 100 克。将上药加清水适量，煎煮 30 分钟，去渣取汁，取 1 杯漱口，余下药液与 2000 毫升开水一起倒入脚盆中，先熏蒸，待温度适宜时泡洗双脚。每天 2 次，每次熏泡 40 分钟，中病即止。清热杀虫。适用于牙痛。

白芷细辛水

白芷、细辛、制川乌、制草乌各 15 克，冰片 10 克。将上药中

的前四味加清水 2000 毫升，煎至水剩 1500 毫升时，澄出药液，溶入冰片，取 1 杯漱口，余下药液倒入脚盆中，先熏蒸，待温度适宜时泡洗双脚。每天 2 次，每次 40 分钟，中病即止。祛风散寒，散热止痛。主治龋齿痛、风火牙痛、胃火牙痛。

石膏白芷水

生石膏 30 克，白芷、川芎、生地黄各 12 克，牡丹皮、川黄连、生甘草各 10 克。将上药加清

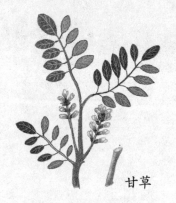

甘草

水适量，浸泡20分钟，煎数沸，取药液1杯频频漱口，余下药液与1500毫升开水同入脚盆中，趁热熏蒸，待温度适宜时泡洗双脚。每天2次，每次40分钟，中病即止。清热解毒，止痛。适用于牙痛。

食疗保健▸

荜拨粥：荜拨、胡椒各3克，粳米50克。荜拨、胡椒研为极细末，先用粳米煮粥，待米熟后调入以上二药，再煮至粥稠，趁热服用。温中，散寒，止痛。适用于胃脘冷痛、寒邪外束之牙痛。

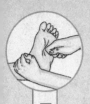

口 疮

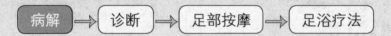

病解 ➡ 诊断 ➡ 足部按摩 ➡ 足浴疗法

【病解】

口疮即口腔溃疡，是口腔黏膜疾病中最常见的溃疡性损害，具有周期性复发的规律，所以常称为复发性口疮。本病发病迅速，病程短，一般 7~10 天逐步愈合，愈后不留瘢痕。溃疡好发于口腔前半部，多见于唇、舌、颊、口底等部，龈、腭少见。初起的红赤稍隆起，中央出现溃点，逐渐扩大凹陷，呈绿豆粒或黄豆粒大小，为圆形或椭圆形，表面多覆有黄白色膜，周围绕有红晕。

【诊断】

中医认为，本病多由脾胃积热、嗜食辛辣、火热之邪上熏所致；或肺肾阴亏、虚火上冲所致。当以清热泻火、养阴生津、引火归源为治则。

【足部按摩】

（1）穴位按摩

有效穴位：解溪、太冲、行间、内庭、涌泉等。

按摩方法：按揉解溪、太冲、行间、内庭、涌泉各 50 次，每天 1~2 次。

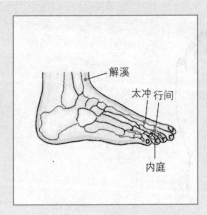

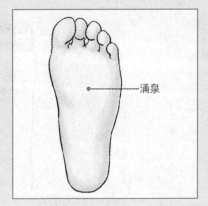

（2）反射区按摩

有效反射区：额窦、三叉神经、肾、输尿管、膀胱、胃、十二指肠、脾、小肠、上颌、下颌等。

按摩方法：

①点按肾、膀胱各100次，力度以局部胀痛为宜。

②推按输尿管、小肠、胃、十二指肠各50次。

③按揉额窦、三叉神经、脾、上颌、下颌各100次。

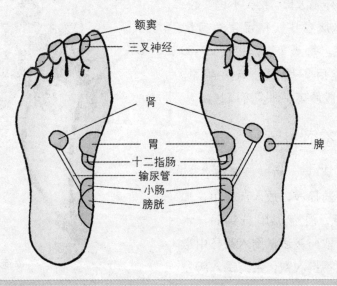

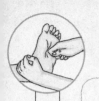

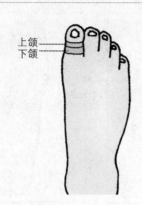

上颌
下颌

【足浴疗法】

银花蒲黄水

　　金银花、蒲黄各 30 克，薄荷、细辛、甘草各 5 克。将上药择净，放入药罐中，加清水适量，浸泡 5~10 分钟后，水煎取汁，取药液适量倒入茶杯中漱口，每天不拘次数，余药倒入脚盆中，待温度适宜时浸泡双足。每天 2 次，每次 20~30 分钟，连用 5~10 天。清热解毒。适用于口腔溃疡、溃疡疼痛等。

滑石竹叶水

　　滑石 30 克，竹叶、黄连各 10 克。将上药择净，放入药罐中，加清水适量，浸泡 5~10 分钟后，水煎取汁，取药液适量倒入茶杯中漱口，每天不拘次数，余药倒入脚盆

中，待温度适宜时浸泡双足。每天 2 次，每次 20~30 分钟，连用 5~10 天。清热导赤。适用于口腔溃疡、心中烦热、急躁失眠、口渴、尿黄灼热或尿痛尿血等。

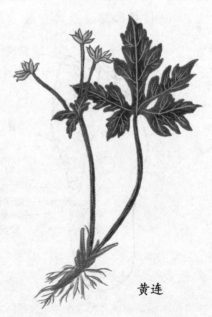

黄连

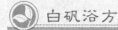 白矾浴方

白矾适量。将白矾洗净，放入脚盆中，加清水适量煎汤取汁浴足，每天1次，每次30分钟，连用3~5天。引热下行。适用于口腔溃疡疼痛者。

食疗保健▶

木耳疗法：取白木耳、黑木耳、山楂各10克，水煎，喝汤、吃木耳，每天1~2次。可治口腔溃疡。

白菜根疗法：取白菜根60克，蒜苗15克，大枣10枚，水煎服，每天1~2次。可治口腔溃疡。

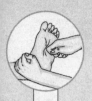

中耳炎

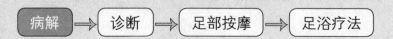

【病解】

中耳炎俗称"烂耳朵"，在农村较常见，但有些人认为这是小毛病。其实，有些中耳疾病，如慢性胆脂瘤性中耳炎，不仅可损伤听觉，造成耳聋，而且因耳的解剖部位与头部颅中窝的脑膜接近，若长期不治，将导致颅内并发症而危及生命。

【诊断】

中耳炎症状主要表现为耳部闭塞、听力减退、耳鸣、耳聋、头沉重；耳中时有积液流出；伴有烦热、干渴、尿赤、便秘等。

中医认为，中耳炎是由肾阴不足、虚火上炎或肝胆火旺所致。所以足部按摩可泻汗补肾、祛风化痰，促进患部血液循环。

【足部按摩】

（1）穴位按摩

有效穴位：太溪、照海、足窍阴、太冲、行间等。

按摩方法：

①按揉太溪、照海、太冲、行间各50~100次。

②掐揉足窍阴50~100次，力度稍轻。

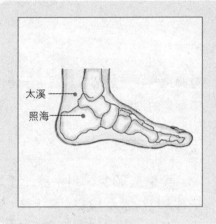

太溪
照海

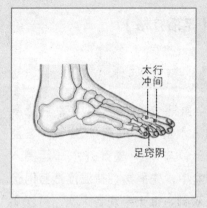

太行
冲间

足窍阴

（2）反射区按摩

有效反射区：耳、肾、肾上腺、甲状腺、肝、胆、肺、大脑、腹腔神经丛、上身淋巴结、下身淋巴结、平衡器官等。

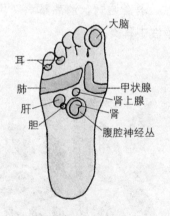

大脑
耳
肺
肝
胆
甲状腺
肾上腺
肾
腹腔神经丛

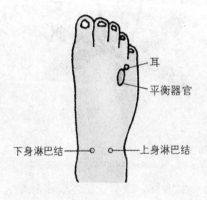

耳
平衡器官
下身淋巴结
上身淋巴结

按摩方法：

①单指扣拳，点按耳、肝、胆、上身淋巴结、下身淋巴结各 50~100 次，力度稍重。

②按揉肾、肾上腺、大脑各 50~100 次。

③推压肺、平衡器官各 30~50 次。

④刮压腹腔神经丛、甲状腺各 100 次。

【足浴疗法】

 蒲公英水

鲜蒲公英全草 200 克。将上药加清水适量，煎煮 30 分钟，去渣取汁，与 2000 毫升开水一起倒入脚盆中，先熏蒸，待温度适宜时泡洗双脚。每天早晚各 1 次，每次熏泡 40 分钟，10 天为一疗程。清热解毒，化脓消炎。用于慢性中耳炎的治疗。

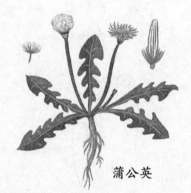

蒲公英

 生地水

生地黄、白芍、白术、生牡蛎、麦冬各 20 克，甘草 15 克，葱白 10 克。将上药加清水适量，煎煮 30 分钟，去渣取汁，与 2000 毫升开水一起倒入脚盆中，先熏蒸，等温度适宜时泡洗双脚。每天 1 次，每次熏泡 40 分钟，10 天为一疗程。滋阴潜阳，健脾益气，清热解毒。适用于慢性中耳炎的治疗。

 吴茱萸水

吴茱萸 30 克，川牛膝、苍耳子各 20 克，冰片 10 克。将上药（除冰片外）加清水适量，浸泡 20 分钟，煎数沸，取药液与 1500 毫升开水同入脚盆中，纳入冰片，趁热熏蒸，待温度适宜时泡洗双脚。每天 2 次，每次 40 分钟，5 天为一疗程。消炎通窍，清热解毒。用于化脓性中耳炎。

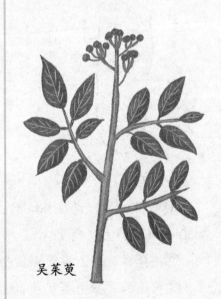

吴茱萸

食疗保健 ▶

桑菊茶：桑叶、菊花各 10 克，茶叶 6 克。上三味共煎水，代茶饮。清肝平肝，泄热凉血。用于中耳炎初起，耳痛、头晕等症。

白菜芦根汤：大白菜根 3~4 个，芦根 10 克，薄荷 3 克。上三味水煎 15~20 分钟，趁热分 2 次服下。辛凉发散，祛风清热。用于肝胆火盛、邪热外侵型中耳炎。

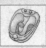

图解足疗健康手册

小儿遗尿

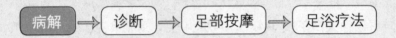

病解 ➡ 诊断 ➡ 足部按摩 ➡ 足浴疗法

【病解】

遗尿俗称尿床，是指3岁以上的小儿睡中小便自遗，醒后方觉的一种疾病。3岁以内的婴幼儿，由于经脉未盛，气血未充，脏腑未坚，智力未全，尚未养成正常的排尿习惯。白天过度玩耍，酣睡不醒，偶尔尿床者，不属病态。本病虽无严重后果，但长期遗尿势必影响儿童身心健康，故应及早治疗。

【诊断】

中医认为，该病大多数是由于肺、脾、肾和膀胱功能失调所致。肾为先天之本，因先天肾气不足，膀胱虚冷不能制约水道；久病引起肺脾气虚，不能通调水道，膀胱失约而出现睡眠中不随意排尿。现代医学认为，遗尿是由各种原因引起的大脑皮质功能紊乱而造成的膀胱排尿功能失调。根据小儿遗尿的病因，可分为肾气不足型、脾肾气虚型、脾肺气虚型。泡脚按摩对小儿遗尿很有疗效。

【足部按摩】

（1）穴位按摩

有效穴位：足三里、阴陵泉、三阴交、太溪、行间、涌泉等。

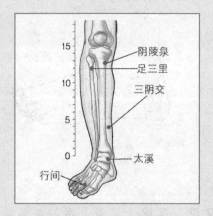

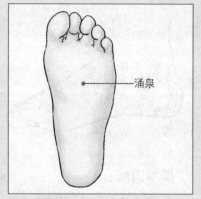

按摩方法：按揉足三里、阴陵泉、三阴交、太溪、行间、涌泉各30~50次。

（2）反射区按摩

有效反射区：肾、肾上腺、膀胱、输尿管、大脑、垂体、肺、脾、腹腔神经丛、生殖腺、内尾骨、外尾骨、尿道、前列腺或子宫等。

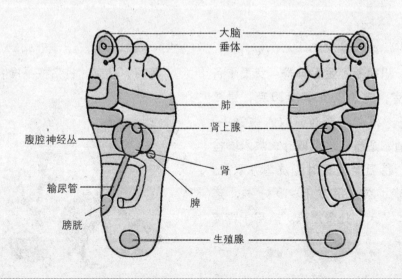

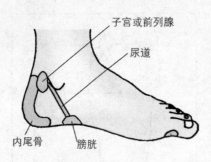

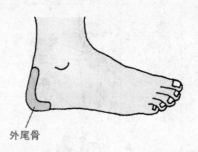

子宫或前列腺

尿道

内尾骨　膀胱

外尾骨

按摩方法：

①用食指关节刮按肾、输尿管、膀胱、尿道、腹腔神经丛各30~50次。

②点按肾上腺、大脑、膀胱各30~50次。

③用拇指按揉垂体、生殖腺、内尾骨、外尾骨各30次。

④推按肺、脾、前列腺或子宫各30次。

【足浴疗法】

 补肾止遗方

川续断、金毛狗脊、女贞子各30克，党参、茯苓各20克，甘草6克。将上药择净，放入铁锅中，加清水适量，水煎取汁，放入脚盆中，待温度适宜时浸洗患儿双足。每晚1次，每次10~15分钟，连续5~7天。补肾止遗。适用于肾虚遗尿。

 乌梅止遗方

乌梅100克。将乌梅择净，乌

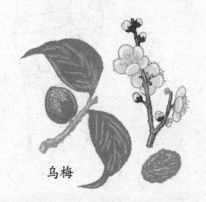

乌梅

梅核敲破后同放入铁锅中，加清水适量，水煎取汁，放入脚盆中，待温度适宜时浸泡患儿双足。每晚1次，每次10~15分钟，连续5~7天。补肾止遗。适用于肾虚遗尿。

将二叶择净，放入铁锅中，加清水适量，水煎取汁，放入脚盆中，待温度适宜时浸洗患儿双足。每晚1次，每次10~15分钟，连续5~7天。清热止遗。适用于心经热盛、下移小肠所致的遗尿。

 二叶足浴方

淡竹叶、车前草叶各20克。

食疗保健▸

白果炖猪膀胱：新鲜猪膀胱1只，白果15克（或加薏苡仁、莲子适量），白胡椒15粒。猪膀胱切开洗净，装入白果（或加薏苡仁、莲子），撒入白胡椒，炖烂后分次食用。固肾缩尿。适用于体虚遗尿、小便无力、周身疲累、纳差者。

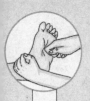

小儿腹泻

病解 ➡ 诊断 ➡ 足部按摩 ➡ 足浴疗法

【病解】

小儿腹泻是一种胃肠功能紊乱综合征。根据病因不同可分为感染性和非感染性两大类。2岁以下的婴儿因消化功能尚不成熟，抵抗疾病的能力差，尤其容易发生腹泻。夏秋季节是病菌多发期，多种细菌、病毒、真菌或原虫可随食物或通过污染的手、玩具、用品等进入消化道，很容易引起肠道感染性腹泻。

【诊断】

此病通常表现为每天排便5~10次不等，大便稀薄，呈黄色或黄绿色稀水样，似蛋花汤，或夹杂有未消化食物，或含少量黏液，有酸臭味，偶有呕吐或溢乳、食欲减退。患儿体温正常偶或有低热。重者血压下降，心音低钝，可发生休克或昏迷。

【足部按摩】

（1）穴位按摩

有效穴位：足三里、下巨虚、三阴交、陷谷、内庭、公孙等。

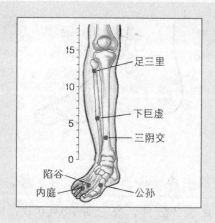

按摩方法：

①点按陷谷、内庭、公孙各30~50次。

②用拇指指腹按揉足三里、下巨虚、三阴交各50次，以中等力度为宜。

（2）反射区按摩

有效反射区：肾、输尿管、腹腔神经丛、甲状腺、胃、脾、十二指肠、小肠、膀胱、盆腔淋巴结、腹部淋巴结等。

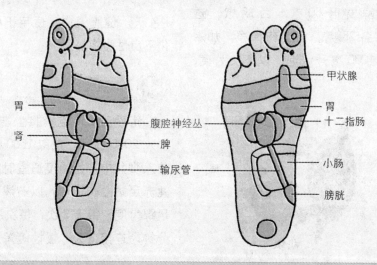

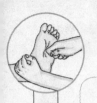

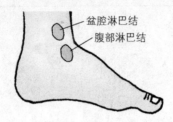

盆腔淋巴结
腹部淋巴结

按摩方法：

①依次点按腹腔神经丛、甲状腺、胃、脾、小肠、十二指肠等，每个反射区点按2分钟，每分钟30~50次。

②用拇指自肾斜推按至输尿管、膀胱，每次推按5分钟。

③用拇指、食指和中指从两侧掐按腹部淋巴结与盆腔淋巴结2分钟，每分钟30~50次。

【足浴疗法】

 艾叶胡椒水

鲜艾叶50克，白胡椒、透骨草各25克。将上药择净，加水500~1000毫升浸泡，以不烫为度，

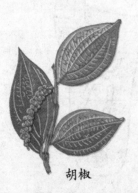

胡椒

将患儿双足置入浸洗10~15分钟。每天3次，每剂可煎3次，连用1~4天。健脾温中。适用于小儿消化不良性腹泻。

 猪殃殃水

猪殃殃250克。将上药洗净，加水2000毫升，煎取1500毫升药液入脚盆中，待温度适宜时，让患儿赤足站立药液中，以药液不超过足踝为度，每天2次，每次浸泡10分钟，连用3天，慢性腹泻患儿可

连续应用5~7天。温脾止泻。适用于婴幼儿因消化不良、肠道感染、肠功能紊乱及原因不明的秋季腹泻。

食疗保健▶

鸡蛋黄油：鸡蛋黄3个。取鸡蛋黄放铁勺或铝勺中，加热熬出蛋黄油即可。每天早晚各1次，每次服2~5毫升，4~5天为一疗程。解热毒，补阴血。适用于婴幼儿腹泻、消化不良。

山药粥：山药粉15克，加开水120毫升，煮成100毫升的粥。每天服3次，每次30毫升。适用于小儿腹泻。

苹果红糖泥：新鲜苹果1个，红糖适量。将苹果削皮、切片，放碗内入锅蒸至熟烂，加入红糖调拌成稠糊状，频频喂食。适用于半岁左右的小儿腹泻。

小儿厌食

病解 ➡ 诊断 ➡ 足部按摩 ➡ 足浴疗法

【病解】

厌食是指小儿较长时期见食不贪、食欲不振、厌恶进食的病症，是目前儿科临床常见病之一。本病多见于1~6岁小儿，其发生无明显的季节差异，一般预后良好。少数长期不愈者可影响生长发育，也可成为其他疾病的发生基础。

【诊断】

小儿厌食症以厌恶进食为主要临床症状。其他症状也以消化功能紊乱为主，如嗳气恶心、迫食、多食后脘腹作胀，甚至呕吐、大便不调、面色欠华、形体偏瘦等。

【足部按摩】

（1）穴位按摩

有效穴位：阳陵泉、足三里、上巨虚、阴陵泉、三阴交、太冲、内庭等。

按摩方法：用拇指点按阳陵泉、足三里、上巨虚、阴陵泉、三阴交、太冲、内庭等各30~50次。

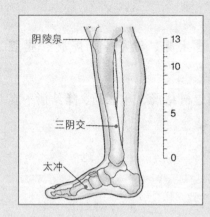

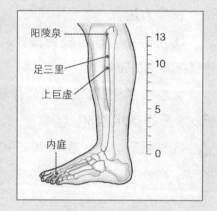

（2）反射区按摩

有效反射区：甲状腺、肾、肾上腺、输尿管、膀胱、腹腔神经丛、肝、脾、胆、胃、十二指肠、横结肠、升结肠、降结肠、直肠、盲肠、小肠等。

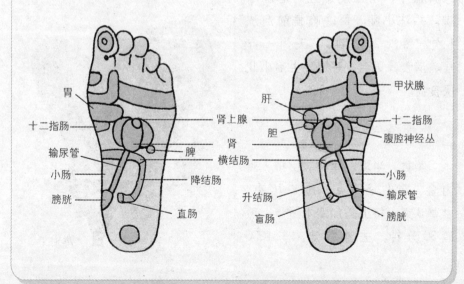

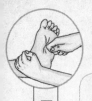

按摩方法：

①用食指关节轻轻刮按肾、肾上腺、输尿管、膀胱、腹腔神经丛各 30~50 次。

②推按甲状腺、胃、十二指肠、横结肠、升结肠、降结肠、直肠、盲肠、小肠各 50 次。

③按揉肝、脾、胆各 30~50 次。

【足浴疗法】

 莱菔子槟榔水

莱菔子、槟榔各 25 克，高良姜 20 克。将上药加清水 1500 毫升，煎至水剩 1000 毫升时，倒入脚盆中，待温度适宜时泡洗双脚，并洗小腿。每晚临睡前泡洗 1 次，每次 20 分钟，7 天为一疗程。消食，导滞，开胃。主治小儿厌食症。

 藿香半夏水

藿香、半夏、厚朴、山楂、鸡内金、砂仁各 6 克，茯苓 10 克，甘草 3 克。将上药加清水适量，煎煮 30 分钟，去渣取汁，与 1000 毫升开水一起倒入脚盆中，待温度适宜时泡洗双脚，并洗小腿。每天 1 次，每次 20 分钟。消食开胃，化浊运脾。主治小儿食滞厌食。

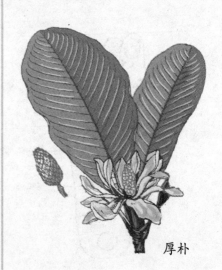

厚朴

炖苹果泥：苹果1个。将苹果洗净削去皮，切成薄片，放碗内加盖，置锅中隔水炖熟，用汤匙捣成泥状，喂幼儿服食。适用于小儿厌食症。

萝卜饼：白萝卜、面粉各250克，猪瘦肉100克，葱花、姜末、精盐各适量。萝卜洗净切成细丝，放入油锅内炒至五成熟时盛出；猪肉剁茸，与萝卜丝、葱花、姜末、精盐调成馅心。面粉加水和匀，分成50克1个的面团，擀成薄片，放上馅心制成夹心小饼，用植物油烙熟。有理气消食的功效。

第四章

脚部有秘方：美容美体两不误

体内环境不清洁不只是产生亚健康和疾病的原因，也是出现面部及毛发疾病的重要内因。泡脚、按摩足部不仅能调节整个脏腑功能，疏通气血，塑造美体，还可改善细胞营养，减少毒素作用，从而达到美容长寿的作用。泡脚、按摩表里同调，由内至外清洁皮肤，为美容美体开创了一条新路。

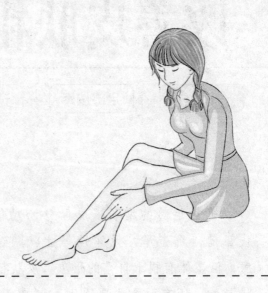

◉美　容

改善皮肤粗糙状态　祛黄褐斑　祛黑头
治痘痘　止脱发　嫩唇

◉美　体

瘦身　美腿　丰胸

改善皮肤粗糙状态

足浴疗法 ⟹ 足部按摩 ⟹ 预防措施

随着年龄的增长，皮脂分泌功能减弱，很多人开始出现皮肤粗糙、无光泽、无弹性等症状。这种症状虽然不是严重的疾病，但显然有损于自己的形象。皮肤粗糙的原因除了自身分泌功能减弱外，还有两个主要原因：一是紫外线造成皮下血行障碍，无法顺利地输送营养、排除废物；二是睡眠不足、压力过重，引起激素分泌失去平衡、肝脏机能不良。足疗对皮肤粗糙有很显著的疗效。

【足浴疗法】

二花川芎水：桃花、杏花、川芎各35克。将3味药加清水适量，浸泡20分钟，煎数沸，取药液与1500毫升开水同入盆中，趁热熏蒸擦洗面部，待温度适宜时泡洗双脚。每天2次，每次40分钟。清热凉血，活血润肤。适用于面色无华，皮肤粗糙、干燥，面部色素沉着。

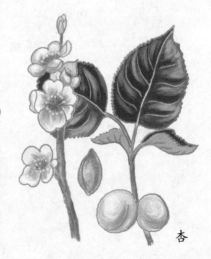
杏

西瓜皮水：西瓜皮500克，马齿苋150克。将2味药加水2000毫升，煮沸后将药液倒入盆中，待水温适宜时浸泡双脚。每天1次，每次30分钟，20天为一疗程。活血护肤，白嫩皮肤。适用于皮肤粗糙。

米汤猪皮水：米汤2000毫升，猪皮100克。将猪皮、米汤置火上煮数沸，将药液倒入盆中熏蒸双脚，待温度适宜时浸泡双脚。每天1次，每次30分钟，30天为一疗程。护肤美白。适用于皮肤粗糙。

荷花水：荷花100克，牛奶200毫升。将荷花、牛奶倒入开水中，待水温适宜时浸泡双脚。每天2次，每次30分钟，30天为一疗程。美白嫩肤。适用于皮肤粗糙。

【足部按摩】

（1）穴位按摩

有效穴位：足临泣、足窍阴、涌泉等。

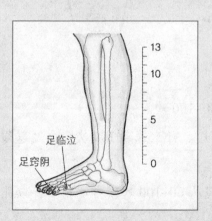

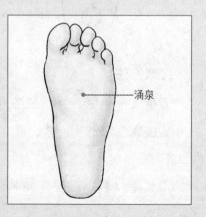

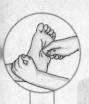

按摩方法：

①按揉足临泣 100~150 次，力度以胀痛为宜。

②掐按足窍阴 100 次，力度适中。

③掌根擦涌泉 100~150 次，力度稍重。

（2）反射区按摩

有效反射区：甲状腺、胃、胰、生殖腺1、肾、肝、脾、肾上腺、腹腔神经丛等。

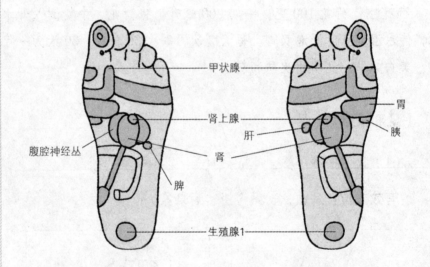

按摩方法：

①推压甲状腺、胃、胰各 50~100 次。

②按揉生殖腺1、肾、肝、脾、肾上腺各 100 次，力度以酸痛为宜。

③双指扣拳，刮压腹腔神经丛 50~100 次，力度稍重，以胀痛为宜。

预防措施 ▶

　　如果不想肌肤粗糙、提前老化，最好的办法就是生活作息正常，摄取均衡的营养，多吃蔬菜、水果，这其中含有丰富的维生素和矿物质，都有美肤的功效；同时，多补充维生素 A、维生素 C、维生素 E，也是抗老化的好方法。另外，严禁在烈日下长时间暴晒，还应经常锻炼身体，如做肌肉运动操。

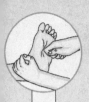
祛黄褐斑

足浴疗法 ➡ 反射区按摩 ➡ 预防措施

　　黄褐斑亦称肝斑、蝴蝶斑，是一种常见的发生于颜面部的局限性淡褐色到深褐色的色素沉着性皮肤病。多见于中年女性。一般认为与内分泌激素代谢异常有关。月经不调、闭经、慢性盆腔炎、肝硬化、慢性酒精中毒、结核病、老年慢性支气管炎、慢性肾上腺皮质功能不全及肿瘤等病人也伴有本症。如果你要拯救美丽容颜，就要"斑门"弄斧，以驱除这些"美丽"的祸患。

【足浴疗法】

　　丹参水：丹参、益母草各50克。将2味药煎煮后泡脚，每周3次，每次20~30分钟，以背部微微出汗为宜，并在足浴后按揉隐白和阳陵泉。

【反射区按摩】

　　有效反射区：肺、甲状腺、肝、脾、肾、肾上腺、生殖腺1、垂体、子宫等。

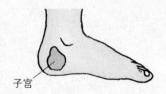

子宫

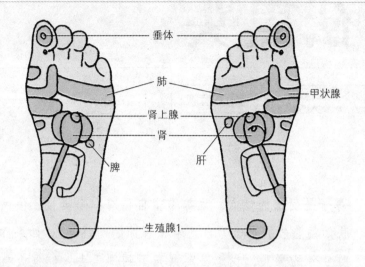

垂体

肺

甲状腺

肾上腺

肾

脾

肝

生殖腺1

按摩方法：

①单指扣拳，推按肺、甲状腺各50次。

②单指扣拳，按揉肝、脾、肾、肾上腺各50次。

③使用握足扣指法按揉生殖腺1、垂体各50次。

④单食指刮压生殖腺1 50次。

⑤单指刮压子宫50次。

🌀 **预防措施 ▶**

　　每天早晨起床后空腹喝一杯温水，平时用玫瑰花、月季花泡水喝，或者熬粥的时候放些花瓣进去。每天喝一杯番茄汁或者多吃番茄可以预防雀斑的发生。

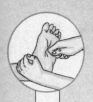

祛黑头

足部按摩 ⟶ 预防措施

　　鼻子是面部的焦点，谁都希望自己有一个挺拔、俊俏、光滑细腻、肤如凝脂般的鼻子为自己增添靓丽的"娇点"。如果你鼻子上长满了脏兮兮的黑头，我想一定漂亮不到哪里去，你也极有可能会因此而自惭形秽。

　　那么，到底有没有办法可以甩掉这些令人心烦的黑头呢？其实这并非是很难的事情。你只要每天坚持按揉阴陵泉10分钟，就可以使黑头消失。

【足部按摩】

> **有效穴位**：阴陵泉、足三里等。
>
>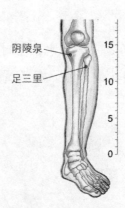

按摩方法：每天晚上睡觉前，单指扣拳推按阴陵泉10分钟，再用单指扣拳法按揉足三里5分钟。只要长期坚持，就会除脾湿、消黑头。

🌀 预防措施 ▸

　　每次洁面后，在黑头密集的地方涂上几滴纯牛奶，轻轻打圈按搓5分钟。坚持一段时间，你会有意想不到的惊喜。

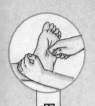

治痘痘

　　痘痘被称为美丽的"头号杀手"，以面部多见，也可发生在前胸和后背皮脂腺分泌较多的部位，油性皮肤的人更加严重，特点为粉刺、丘疹、脓疱、结节和囊肿。

　　痘痘的种类有很多，并且生长的位置也不一样，大致可分为以下几种：

　　（1）额头上的痘痘：代表心火旺、血液循环有问题，可能是过于劳心伤神所致。

　　应做到：早睡早起、睡眠充足、多喝水，必须减少食用含糖分过高的食物，更要避免饮用太多的酒精。

　　（2）左右脸长痘：右边脸颊长痘是因为肺功能失常，左边脸颊长痘是由于肝功能不顺畅，有热毒。

　　应做到：保持心情愉快，不要让身体处在闷热的环境中；尽量避免吃芒果、芋头、海鲜等易过敏的食物。

　　（3）鼻子长痘：鼻子长痘是胃火过盛，消化系统异常。

　　应做到：适当进行按摩，加强这部分皮肤的血液循环，还要少吃冰冷的食物。

　　（4）唇周边长痘：可能是便秘导致体内毒素积累，或是使用含氟过量的牙膏所致。

　　应做到：多吃高纤维的蔬菜水果，调整饮食习惯。如果太阳穴附近出现小粉刺，显示你的饮食中包含了过多的加工食品，造成胆囊阻塞，需要赶紧进行体内大扫除。

【足浴疗法】

玫瑰水：干玫瑰10克，麻油适量。将玫瑰花放入麻油中加水适量煮约3分钟，然后倒入盆中，加适量的水，每天1次，每次20分钟。长期坚持对青春痘有防治的作用，可使皮肤细滑、紧致，还可以减少过敏现象。如果没有干玫瑰，也可用25克鲜玫瑰代替。

【反射区按摩】

有效反射区：肝、胆、尿道、膀胱、输尿管、肾等。

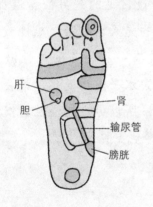
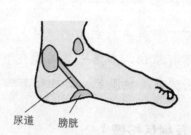

按摩方法：

①按摩尿道时会有一条斜向凹陷的沟，按摩的方向是由膀胱反射区向脚后跟方向推。

②按摩膀胱反射区时会有一粒肉球凸出的感觉，按摩的方向是由肾脏反射区向膀胱反射区斜向推按。

③按摩肾脏反射区时会有稍硬或有沙粒的感觉，按摩的时候由上斜下往输尿管方向推按。

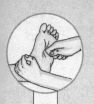
止脱发

反射区按摩 → 预防措施

正常人每天脱发为 50 根左右，属于正常新陈代谢，每天脱落的头发与新生发的数量大致相同，因此不会变稀。如果脱发数量超过这个数字，且头发比以前明显变稀即为病理性脱发；如果平时脱发不多，但头发生长非常缓慢，头发渐稀，这也属于病理性脱发。不同的脱发类型致病原因也不一样，最常见的是男性脂溢性脱发，其原因是遗传或头顶部毛囊在结构上的先天性缺陷。雄性激素水平会影响毛囊的退化和萎缩，因毛囊处有一种特殊的雄性激素性受体——血清二氢睾丸酮受体，雄性激素水平发生变化，就会影响与受体的结合，加速毛囊的退化和萎缩，所以男性脂溢性脱发的特点是头顶部头发脱落，后枕和两侧头发终生不脱落。

【反射区按摩】

有效反射区：肾、腹腔神经丛、甲状腺、十二指肠、子宫等。

按摩方法：对于白发较多的人，去除遗传因素，主要原因是工作压力大，可经常用单食指扣拳法推压肾、腹腔神经丛反射区。治疗脱发，在操作时加上对甲状腺、十二指肠、子宫的刺激。

除了足部按摩治疗脱发外，这里还有两种有效的方法：

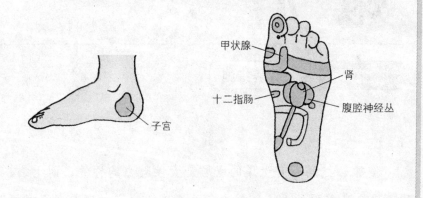

甲状腺

肾

十二指肠

腹腔神经丛

子宫

第一种：用双手先在头皮上揉擦3~4分钟，使头皮发热，然后用低于25℃的冷水淋洗头部，再将头浸泡在38~40℃的热水中5~6分钟。如果坚持几个月，不少脱发者都可以长出新发来。

第二种：以桑皮或者青桐树的叶子煮成汤后，用这种汤来洗头，可以改善头皮的血液循环，加快新陈代谢，刺激毛乳头发育，形成新的毛球，从而长出新发。

预防措施 ▶

多吃含铁、钙、锌等矿物质和维生素A、维生素C、B族维生素丰富以及含蛋白质较多的食品，如含有丰富蛋白质的鱼类、大豆、鸡蛋、瘦肉等以及含有丰富微量元素的海藻类。

保证有充足的睡眠，睡前用热水泡脚，这样不仅精力充沛，也有利于头发的养护。

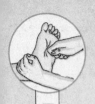

嫩 唇

足部按摩 ⟶ 保养措施

　　健康、红润、有光泽的双唇是女性魅力的标签，而干裂、脱皮的嘴唇会让美丽的女人黯然失色，所以，我们一定要好好呵护双唇，为自己留住一份美丽。

　　那么，如何才能拥有丝绸般充满质感的双唇呢？你不妨在这里学习一下"嫩唇"的秘籍。

　　嘴唇发干、经常脱皮其实是阴虚火旺，阴不足以涵阳的表现，先是嘴唇发绀，然后起皮，最后皲裂，尤其在秋冬的干燥季节，这种情况更加严重。这个时候光是不停地补水是徒劳的，根本的方法是要补阴。

【足部按摩】

　　有效穴位：三阴交、涌泉、太溪等。

　　按摩方法：

　　①可以在下午5~7点的时候沿着肾经的走行，从脚底开始向上至脚跟、小腿内侧、膝盖内侧敲打或者推按。

　　②在涌泉处按揉，每天至少5分钟，三阴交就要随时随地进行按揉。

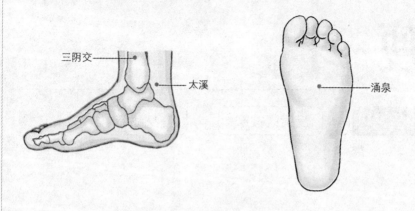

三阴交

太溪

涌泉

　　备注：三阴交是足三阴经的交会穴，用这个穴补阴可以达到事半功倍的效果。

🌀 保养措施 ▶

　　可以涂唇油，但一定要涂厚一点，再剪一小片保鲜膜贴在唇上，然后用热毛巾敷在上面，直到毛巾冷却，这样可以使唇油中的精华被嘴唇彻底吸收。爱美的女性还要注意一个小细节，就是不要忘记在临睡前给双唇涂一层保湿润唇膏。

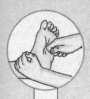

瘦身

足浴疗法 ⟹ 反射区按摩 ⟹ 瘦身秘籍

众所周知，"肥胖是疾病的根源"，"一胖百病生"。除此之外，它还影响人体美、社会交往、婚姻、就业问题。

那么，怎样才能消除这些可恶的"赘肉"呢？足疗法就有很好的减肥效果，而且不会产生副作用。对于内分泌失调引起的肥胖症，足疗重在调节内分泌功能，从而调节体内的脂肪代谢；对于因摄食过多引起的肥胖症，足部按摩重在调节胃肠道的功能，减少食物的摄入，从而减少脂肪的堆积。

【足浴疗法】

月见草水：将50克或100克月见草放入沸水中煮20分钟，然后倒入脚盆中，待温度适宜时泡脚，泡30分钟左右，身体微微出汗即可。月见草通过腿部和脚部的汗毛和毛细血管直接进入人体，具有降低胆固醇、化痰祛湿、防止动脉硬化、减肥、抗炎、抗衰老等药理作用。

【反射区按摩】

有效反射区：胃、十二指肠、垂体、甲状腺、肺、肾上腺、肾、输尿管、小肠、膀胱、生殖腺 1 等。

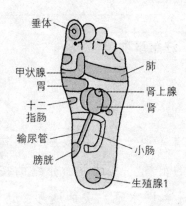

垂体

甲状腺
胃

十二
指肠

输尿管

膀胱

肺

肾上腺

肾

小肠

生殖腺1

按摩方法：

①食指扣拳，在胃、肾、膀胱、生殖腺 1、肾上腺、垂体处各点按 50~100 次，力度稍重，以胀痛为宜。

②拇指在输尿管、肺、十二指肠、小肠、甲状腺处各推压 30~50 次，力度稍重，以有得气感为佳。

🍃 瘦身秘籍 ▸

晚上的空闲时间可以敲击带脉，躺在床上，然后用手轻捶自己的左右腰部。经常敲打带脉不仅可以减掉腰部赘肉，还可以治疗很多妇科疾病。

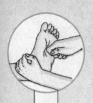

美 腿

按摩方法 → 注意事项

如何让自己拥有美丽、修长的双腿呢？其实塑造柔软结实的肌肉，是塑造美腿的前提。通过下面介绍的按摩法，每天持之以恒地练习，不仅能改善原本不完美的腿形，还可以让腿部更漂亮、更修长。

【按摩方法】

①坐在地上，屈膝。双手握拳，利用指关节按揉大腿。采用来回按揉的方式，左右腿各进行 20 次左右。

②接着按摩大腿后侧。跪在地板上，双手握拳，利用指关节的力量，从膝盖向臀部由下向上推。特别容易产生橘皮组织的大腿与臀部交界处可以加强按摩，左右腿各 10 次。

③坐在地上，双腿向前伸，然后以跷二郎腿的方式将右脚跨在左腿上，按摩右大腿内侧。双手以扭毛巾的方式从膝盖向鼠奚部方向按摩。左右腿各 5 次。

④用双手握住膝盖（拇指在上，四指在下），然后利用指腹的力量向鼠蹊部推，稍微用力一点感觉到有点痛的程度效果最好。进行 10 次之后，双手握拳，用指关节用力按压鼠奚部，同样也是进行 10 次。

（1）不要用力过度，稍微有点疼但是感觉很舒服的力道是刚刚好的。

（2）搭配具有紧实效果的按摩霜能够达到更好的效果。

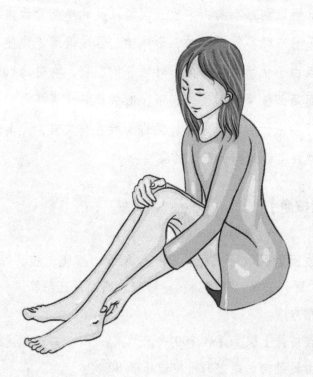

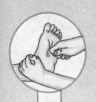
丰 胸

反射区按摩 ⟶ 日常保健

胸部健美的标准男女各不相同，男性以胸部宽厚、胸大肌发达为健美，女性以胸部丰满、柔软、润滑以及乳峰高耸为美。如何才能达到这个标准呢？体操运动、形体操、器械锻炼等能使人达到健美效果，但由于受场地、器械、时间等的限制，有时难以达到健美的目的。而足部按摩因简便、经济、有效而备受青年男女喜爱。丰胸按摩法可刺激性腺激素分泌、促进女性乳房发育，尤其适用于乳房过小、弹性差而致胸部平坦的女性。

【反射区按摩】

有效反射区：肾上腺、肾、输尿管、膀胱、肺、腹腔神经丛、肝、胃、子宫、子宫颈、生殖腺、头颈淋巴结等。

按摩方法：

①点按肾上腺、肾各100次。

②由足趾向足跟方向推按输尿管80次。

③点按膀胱100次。

④由足内侧向足外侧推按肺100次。

⑤按揉腹腔神经丛2分钟。

⑥点按肝、胃各80次。

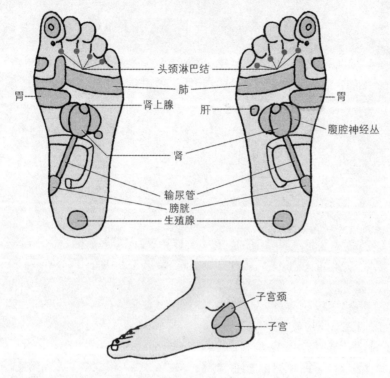

头颈淋巴结
肺
胃
肾上腺
肝
胃
腹腔神经丛
肾
输尿管
膀胱
生殖腺

子宫颈
子宫

⑦点按子宫、子宫颈各 100 次。

⑧点按生殖腺 100 次。

⑨点按头颈淋巴结 50 次。

⑩按揉乳房 2 分钟。

以上各反射区均取双侧，先左后右，按摩力度以局部酸胀为宜。足部按摩每天 1 次，30 次为一疗程。只有长期坚持，才能达到目的。

日常保健▶

配合食疗也是丰胸过程的重要环节，平时多吃猪蹄、鸡脚等食物。另外，多喝木瓜汁、牛奶，也会令胸部丰满。